100세까지 통증 없이 사는 비밀

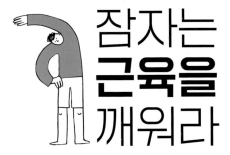

잠자는
근육을
깨워라

100세까지 통증 없이 사는 비밀

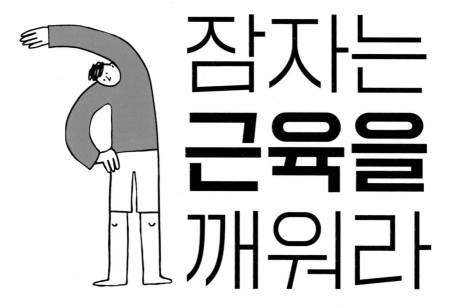

잠자는 근육을 깨워라

임유신 · 유경선 지음

매일경제신문사

왜 잠자는 근육을
깨워야 하는가?

100세 시대 무병장수는 모두의 꿈이자 소망이다. 그러나 우리의 일상은 무병장수의 삶과는 거리가 멀다. 현대인은 휴대폰이라는 신기한 도구에 갇혀 있다. 집, 카페, 사무실, 지하철, 승용차에서도…. 휴대폰은 이미 공과금, 이체와 송금 등 금융라이프부터 심박수 측정을 포함한 헬스 케어 정보까지 우리 삶을 이미 구석구석 파고들었다. 휴대폰과 PC를 과도하게 사용한 대가도 명백하다.

머리는 몸의 중심에 있지 않아서 앞으로 쏠리고, 어깨는 둥글게 말려 있다. 끊임없는 타이핑과 마우스 사용으로 어깨와 목은 단단하게 굳어져 간다. 초중고 입시 교육과 대학의 치열한 스펙 경쟁, 그리고 직장생활로 이어지는 삶으로 인해 엉덩이는 근육이 아니라 몸이 깔고 있는 '방석'이 된 지 오래다. 이제 엉덩이근육이 필요한 곳에는 허벅지근육이 움직이고, 고관절은 제 가동 범위를 찾지 못하고 있다.

이러한 문제점의 종착점은 통증이다. 통증이 시작되었을 때 조속히 재활운동을 하면 만성통증을 예방할 수 있다. 그러나 명확한 외상이 없는 통증은 늘 우선순위에서 밀리게 된다. 통증은 만성화되고, 때로는 부위가 넓어지면서 심각한 경우, 크지 않은 자극에도 심각한 통증을 느끼게 된다. 통증으로 인한 불안은 신체 부위의 근육을 잠재우고 움직이지 않게 한다. 잠자고 있는 근육이 군데군데 생기면, 주변부 근육과 근막, 관절은 불편함을 감수하고 자신의 몫 이상 움직이는 보상과정이 반복되면서 '통증 폭탄'은 마침내 폭발하게 된다.

필자유경선는 2014년 심각한 디스크 탈출로 통증을 관리하는 과정에서 지인 소개로 필자임유신를 만났다. 몸을 투시하듯 보는 필자임유신의 전문성에 놀랐지만, 무엇보다 통증이 있는 사람의 마음을 읽어내고, 통증 있는 몸을 바라보는 커뮤니케이션 스킬에 한 번 더 놀란 기억이 있다. 필자임유신의 지도로 이루어진 재활운동으로 마침내 통증은 멈추었고, 바쁜 일상으로 복귀했다.

그리고 약 8년이 지나 우리 둘은 다시 만났다. 필자유경선는 올 초 네덜란드 호그벡Hogeweyk 마을을 방문하면서 인간이 생의 마지막까지 존엄한 삶을 영위하기 위해서는 3가지 조건이 필요하다고 생각했다. 즉, 두 발로 걷고, 손으로 먹으며, 입으로 표현하기다. 이 중 단 한 가지만을 고르라면, 필자는 주저 없이 두 발로 걷는 것을 택할 것이다. 여기서 두 발로 걷기란 통증 없이 걷기를 포함한 움직임을 말한다. 한편, 필자임유신는 오랜 현장 경험에 기초해 자기 몸에 대한 이해를 기초로 바른 정렬과 바디 스캐닝으로 매일 몸을 회복해 통증을 관리할 수 있다고 확신하게 되었다. 또한, 통증이라는 감옥에 갇혀 살아가는 많은 사람에게 40여 년 운동 재활 현장 경험의 노하우를 나누고 싶었다. 매일 만나는 환자의 수는 정해져 있기 때문이다.

이 책을 읽는 독자는 현재 건강에 관심이 있거나, 어딘가 몸이 불편하기 시작하거나, 통증이 이미 만성화되거나, 이보다 더 안 좋은 상황으로 여러 의료기관을 전전했으나 속 시원한 치료를 받지 못해 '혹시나' 하는 마음일 수 있다. 어쩌면 허리나 무릎 수술 날짜를 정해 놓고, 다른 방법이 있지 않을까, 하는 마음으로 책을 펼친 사람일 수도 있다.

결론부터 말하면 이 책은 모든 통증과 불편함에 대해 '마법의 운동 치료법'을 제공하지 않는다. 대신, 발, 골반, 등, 목, 허리 등 주요 신체 부위와 인대, 근막, 관절 가동 범위 등 신체의 움직임에 대한 이해와 통증의 원리, 만성통증의 해법에 대한 다양한 시각을 제시한다. 또한, 바디 스캐닝과 몸의 바른 정렬에 대한 이해를 기초로 몸의 근육, 관절, 근막의 움직임과 관절의 가동 범위를 매일매일 회복하도록 돕는다.

특히 왜 근육이 잠을 자는지, 잠을 자는 근육 중 대표적인 근육인 엉덩이근육을 깨워야 하는 중요성과 근육을 깨우는 구체적인 방법을 제시한다. 마지막으로 신체의 주요 부위인 목, 어깨, 허리, 무릎, 팔에 관한 통증 사례를 통해 잠자는 근육을 깨우는 단계별 과정을 설명했다.

40살이 넘어가면 우리는 누구나 '몸의 성적표' 또는 '몸의 이력서'를 받게 된다. '몸을 어떻게 썼는지', '어떻게 관리했는지'가 자기 몸에 고스란히 흔적으로 남아 있다. 무릎, 어깨, 허리통증으로, 때로는 무너진 허리, 기우뚱거리는 걸음걸이, 좌우 비대칭의 골반 등 균형 잡히지 못한 체형이 그것이다. 나이 들면 얼굴만 책임지는 것이 아니다. 몸에 대한 책임도 같은 무게로 존재한다. 세월을 탓할 수도, 나이를 핑계 삼아도 안 된다.

그러나 필자는 이 책을 읽는 독자들이 '초라한' 몸의 성적표에 대해 자기 몸에 위로와 인정을 먼저 해주기를 기대한다. 임상 현장에서 보면 자기 몸에 대해 미안함이 가득할수록 운동 재활에 임하는 자세는 더욱더 적극적이고, 회복의 속도는 훨씬 빨랐다. 어떻게 하면 몸이 덜 아프게 할까? 어떻게 하면 빨리 몸을 회복시켜 통증으로부터 몸을 구해줄까? 이러한 마음가짐이 통증을 관리하고 마침내 극복하는 원동력이다.

죽기 전까지 통증 없이 두 발로 걷기 위해서는 바른 자세, 운동 외에도 많은 것이 함께 이루어져야 한다. 가령 소식으로 적정 체중을 유지해 대사증후군을 줄이거나 인공 조미료, 패스트푸드 섭취를 줄여서 신체 내 염증을 낮추고, 스트레스를 관리하는 등 질병 없는 건강한 몸을 유지하는 방법은 너무도 많다. 그러한 면에서 이 책은 바른 체형, 바른 자세, 일상적인 바디 스캐닝, 잠자는 근육 깨우기 등 근골격계 질환을 예방하고 통증을 관리하기 위한 내용에 한정됨을 밝힌다. 따라서, 통증이 있다면 우선 의료기관의 전문가를 찾아 의

논하는 것이 먼저다.

40여 년 통증 운동 재활 현장에서 수만 명의 사례를 경험했다. 돌이켜 보면 찾아와 통증을 호소했던 한 분, 한 분이 필자의 스승이요, 다른 사람들의 고통을 조금이라도 줄여주고자 지금의 힘든 집필을 하게 한 원동력이다. 통증 재활운동이 결코 쉬운 길이 아니었지만, 통증과 통증의 두려움으로부터 마침내 자유로워져 일상으로 복귀하고, 일상에서 행복의 기쁨을 나누는 분들을 볼 때마다, 운동 재활전문가라는 직업 선택을 잘했다는 다짐을 한다. 세상에 누군가의 고통을 덜어주는 것만큼 보람 있는 일이 얼마나 될까? 필자에게 스스로 자문한다.

끝으로, 이 책을 읽는 독자들에게 당부하고 싶은 말이 있다. '도와달라'는 말 대신에 '스스로 해낼 수 있다'라는 믿음과 실천만이 자신의 통증을 예방하고 관리할 수 있다. 이 책 한 권으로 완벽하지는 않지만, 통증과 신체에 대한 이해를 기반으로, 매일 바른 정렬과 바른 자세, 바디 스캐닝으로 잠자는 근육을 깨워 죽을 때까지 통증 없이 두 발로 걷기 위한 지식과 지혜를 나눔에는 충분함을 밝힌다.

임유신, 유경선

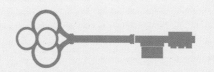

Contents

＊ 일러두기

본문에 삽입된 QR 코드를 스마트폰으로 스캔하면, 다양한 재활운동 동영상을 보실 수 있습니다.

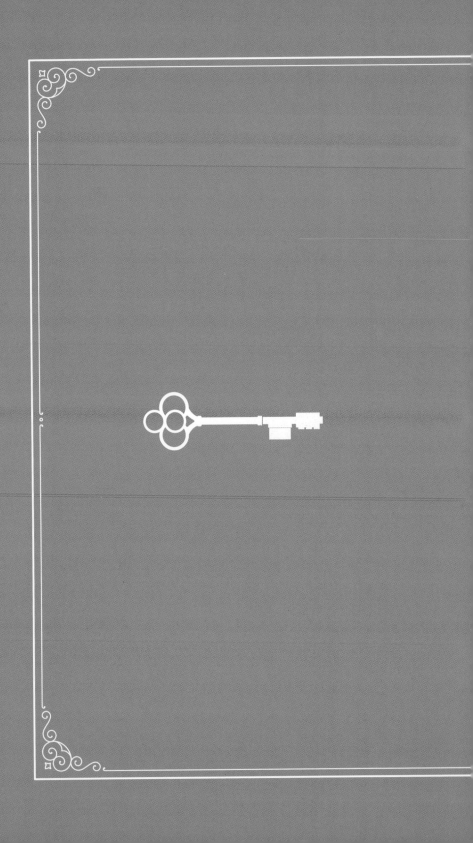

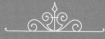

Part 01

몸을 알아야
통증을
예방할 수 있다

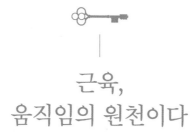

근육,
움직임의 원천이다

우리는 의식하든, 의식하지 않든 수많은 근육을 움직인다. 핸드폰을 누르는 순간에도 머리와 목은 앞으로 나와 있고, 어깨는 꾸부정하며, 어쩌면 지하철에서 다리를 꼬아 골반은 반쯤 틀어져 앉은 자세일 수 있다. 지하철에서 노트북을 펼치고 정교한 엑셀에 수치를 입력하려고 하면, 혹시라도 숫자가 틀리거나 엉뚱한 셀에 잘못된 값을 입력할까 봐 숨마저 죽일 수 있다. 이 모든 몸의 움직임에는 헤아릴 수 없는 많은 근육이 함께 하고 있다.

근육도 종류가 있다?

우리 몸에는 600여 개의 다양한 근육이 있다. 근육은 근육세포들로 구성되어 있는데, 수축함으로써 일상의 신체활동, 체액 분비 등을 담당한다. 우리가 흔히 알고 있는 근육은 눈에 보이고 만질 수 있는 골격근육이다. 골격근육은 체중의 약 40%를 차지하며, 중추신경계의 영향을 받는다. 인간의 의지에 따라 자율적인 움직임이 가능하므로 이러한 근육을 '수의근'이라고 한다. 손을 뻗어 물건을 집기, 집 안 청소를 위해 진공청소기를 돌리기, 사무실에서 문서 기안 작성을 위한 타이핑 등, 이 모든 것은 수의근인 골격근육이 일해서 가능하다.

한편, 근육에는 골격근육 외에도 심장근육과 내장근육이 있다. 이들 근육은 우리가 일상에서 볼 수 없다. 그뿐만 아니라 의식을 통해 움직이지도 못한다. 심장근육과 내장근육은 골격근육과 달리 자율신경계의 영향을 받아 의식적으로 수축을 조절할 수 없는 불수의근이기 때문이다. 심장근육은 수축을 통해 혈액을 온몸으로 보내는 한편, 내장근육은 위, 소장 등 소화기관과 함께 연동운동을 통해 음식물 이동을 담당한다. 이처럼 근육은 일상의 신체활동과 생명을 유지하는 데 필수 불가결한 중요한 신체기관이다.

근육을 움직이는 순서로 구분해볼 수 있다. 가령 마트에서 10kg 쌀을 구매한다고 생각해보자. 쌀 판매 코너에서 10kg 쌀을 집어 들어 카트에 넣는다. 이때 우리는 2가지 근육, 다시 말해 움직임근육과 자세유지근육을 함께 이용한다. 움직임근육은 한마디로 어떤 방향으로 힘을 쓸 때 사용하는 근육이다. 쌀을 향해 손을 뻗을 때, 그리고 쌀을 들어 올려 카트에 내려놓을 때 사용한다. 움직임근육은 흔히 신체 외형에 있으며 손으로 만질 수 있어, '겉근육'이라고도 불린다. 겉근육은 빠르게 지치는 성향이 있어 운동하거나 일하고 나면 근육이 피로해져 몸이 지치고 휴식이 필요하다. 우리가 힘든 일을 마치고 '몸이 천근만근' 같은 이유는 움직임근육을 많이 사용했기 때문이다.

움직임근육과 달리 자세유지근육은 신체의 활동과 움직임에 있어 자세를 안정화하는 근육이다. 우리가 가만히 서는 자세가 가능한 것은 보이지 않는 자세유지근육이 몸 안에서 일하기 때문이다. 때로는 미동도 하지 않고 가만히 서 있는 것이 더 힘들 때가 많다는 것을 우리는 경험으로 알고 있다. 몸이 중력을 거스르며 똑바로 서서 균형을 유지하기 위해서는 척추뼈 가까이 있는 속근육들이 미세하게 활성화되어야 한다. 이들 속근육 중 대표적인 것이 몸의 중심을 잡고 척추를 세우도록 하는 코어근육이다. 코어근육에는 횡격막, 골반바닥근, 복횡근, 다열근 등이 있다. 이러한 코어근육은 척추기립근을 포함한 움직임근육과 서로 협조해 몸의 선 자세를 만들게 된다.

겉근육과 속근육은 균형이 중요하다?

앞서 이야기한 겉근육과 속근육은 균형이 중요하다. 안정적인 몸의 자세를 담당하는 속근육이 제 역할을 하지 못하면 겉근육의 힘이 아무리 세고, 근육의 크기가 커도 목표한 것을 효과적으로 해낼 수 없다. 헬스장에서 사람들은 대체로 겉근육을 발달시키고 강화하는 운동에 집중한다. 헬스장의 운동 도구들도 겉근육 강화에 적합한 도구들이 대부분이다. 그러나 속근육이 충분히 활성화하지 않고 겉근육만 일하면, 움직임의 균형이 깨져 오히려 통증이 유발될 수 있다.

운동 재활 현장에 있다 보면, 식스팩과 같은 화려한 근육을 자랑하는 젊은 운동 마니아 가운데 볼일을 본 후 뒤처리를 힘들어하는 경우도 왕왕 있다. 속근육과 겉근육의 균형이 무너졌기 때문이다.

겉근육괴 속근육 관련해 한 가지 더 중요한 것은 '근육의 사용 순서'다. 우리는 인식하지 못하지만, 일반적으로 몸이 움직일 때 몸의 자세를 잡아 안정화하는 속근육이 먼저 활성화되고, 이후 겉근육이 움직인다. 순식간에 벌어지는 일이라 한 번도 주의 깊게 생각해본 일이 없을 것이다. 그런데 근육의 사용 순서가 바뀌면 무슨 일이 벌어질까? 앞서 마트에서 쌀을 구매하는 상황으로 다시 돌아가보자. 평소 잘 들지 않는 무게인 10kg 쌀을 들 때 몸^{속근육}이 충분히 안정화되어 있지 않은 상황에서 두 팔의 힘으로만 쌀을 들려고 하다 보면 허리가 삐끗할 수 있고, 때로는 팔근육과 관절에 무리가 가해져 통증이 발생할 수 있다.

일상에서 우리는 속근육을 간과하기 쉽다. 보이지 않기 때문이다. 그러나 속근육에는 감각 센서가 상대적으로 많아 스트레스에 민감하다. 허리가 아플 때 속근육이 통증을 느끼면 스트레스를 받고 수축해 딱딱해진다. 아픈 허리가 더 다치지 않도록 하기 위한 본능적인 신체 반응으로 근육이 수축한다. 이러한 근육의 수축은 혈액순환을 저해하고, 산소 공급 부족이 일어나 상처의 재생 등을 어렵게 하고 통증 회복은 더뎌진다. 따라서 일상생활에서 겉근육만큼이나 속근육에 대해 관심을 기울일 필요가 있다.

통증과 관련해 속근육에서 눈여겨 살펴봐야 할 특징으로 또 하나가 있다. 속근육은 빠르게 반응하고, 미세하게 오랫동안 움직이는 성질이 있다. 그런데 한번 통증을 경험하면 속근육은 쉽게 잠을 자게 된다는 사실이다. 가령 당신이 허리를 삐끗하거나 허리통증을 심하게 경험하면, 허리에 속근육은 활성화하지 않으려고 한다. 대신 겉근육이 속근육을 대신해 허리를 보호하게 된다. 허리통증이 사라져도 속근육은 여전히 잠을 잘 가능성이 크다. 불필요한 근육이 자꾸 움직이면서 근육 움직임에 효율이 떨어지고, 심해지면 허리통증이 재발하게 된다.

근육에도 독수리 5형제가 있다

600여 개 근육 모두가 중요하지만, 바른 자세와 관련해 가장 중요한 근육은 독수리 5형제 근육_{엉덩이근육, 광배근, 장요근, 햄스트링, 종아리근육}이다.

첫 번째, 엉덩이근육은 바른 자세를 만드는 필수 근육이다. 엉덩이근육이 없으면 허리의 척추를 바로 세우기가 어렵다. 대부분 현대인은 엉덩이를 방석으로 사용하는 경향이 있다. 엉덩이는 있지만, 제 기능을 못하는 '방석 엉덩이'가 있을 뿐이다.

두 번째, 광배근은 등을 펴주는 일등 공신이다. 엉덩이근육과 함께 몸에서 큰 힘을 써야 할 때 사용하는 대표적인 근육이다. 노 젓기, 장작 패기, 무거운 뭔가를 던지기와 같이 팔을 최대한 벌려 회전하며 힘을 낸다. 광배근에 힘이 없으면 허리가 굽기 쉽고, 목과 어깨가 앞쪽으로 쏠리게 된다. 만세 동작에서 팔을 쭉 펴기가 어렵다면, 광배근이 굳어 있지는 않은지 의심해볼 수 있다.

광배근

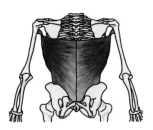

세 번째, 장요근은 척추 안쪽에서 시작되어 골반 안쪽의 근육과 합쳐져서 허벅지 안쪽까지 붙어 있는 근육이다. 장요근은 척추를 바르게 세워주고, 허리의 C커브를 지탱해주는 역할을 한다. 광배근이 뒤쪽에서 몸을 세워준다면 장요근은 앞에서 몸을 지탱해준다. 이처럼 두 근육은 서로 단짝 근육이다. 장요근을 단련시키는 일상 운동으로 계단 오르기, 허리 펴고 스쾃squat 하기가 있다.

장요근

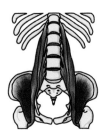

네 번째, 허벅지 뒤쪽에 있는 햄스트링은 무릎 건강을 책임지는 비밀병기다. 달려가다 갑작스럽게 멈추거나 감속하기, 방향 전환하기 등에 사용하는 근육으로, 무릎 건강에 중대한 영향을 미친다. 아무 생각 없이 횡단보도를 건너다 갑자기 멈춰야 할 때, 뛰어가다 급하게 감속해 방향을 틀어야 하는 상황이 닥칠 때, 부상 없이 위기 상황을 모면할 수 있도록 하는 고마운 근육이다. 하지만 그 중요성에도 불구하고 현대인은 학업, 직장업무, 운전 등 앉아 있는 시간이 길어져 엉덩이근육이 쉽게 퇴화하기 때문에 햄스트링이 긴장하고 짧아지는 경향이 있다.

햄스트링

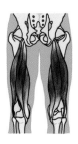

다섯 번째, 다리 장딴지 부근의 종아리근육은 발목 건강과 직결된다. 종아리근육은 온몸에 퍼진 혈액을 다시 심장으로 보내는 중요한 기능을 담당한다. 그뿐만 아니라 발목의 각도를 조절하는 데 핵심 역할을 함으로써 바르게 보행하고, 몸의 균형을 잃었을 때 낙상을 방지하는 역할을 한다. 발목으로 원의 모양을 그리며 돌리기 어렵다면, 종아리근육에 문제가 있다고 보면 틀리지 않는다.

이처럼 다양한 기능과 역할을 하는 근육은 나이가 들면서 노화 과정을 겪게 된다. 근육을 구성하는 근섬유의 크기와 양이 줄어드는 것이다. 전문가들에 따르면 규칙적인 근력 운동을 의도적으로 하지 않을 경우, 30살 이후부터 매년 0.5%씩 근육 감소가 이루어진다고 한다. 근육 형성에 필요한 콜라겐의 체내 생성이 잘 이루어지지 않고, 근육의 밀도도 낮아지면서 근육이 쉽게 경직되고, 관절의 가동 범위는 점차 줄어들면서 유연성도 떨어지게 된다.

근육 감소와 관련해 주목해야 할 부분이 있다. 근육 감소도 질병에 해당한다는 사실이다. 미국 질병통제예방센터[CDC]는 2016년 근감소증에 질병 코드를 마침내 부여했다. 근감소증은 단순한 노화의 징후가 아니라 골다공증과 같은 질병임이 확인된 것이다. 근감소증이 발생하면 낙상과 골절의 위험은 물론, 심지어 사망률까지 증가한다는 연구 보고가 있다. 미국의 한 연구에 의하면 근감소증이 있는 노인의 사망률이 그렇지 않은 노인에 비해 2.5배 이상 높았다.

근육이 이토록 중요하지만, 대부분 사람은 격한 운동 후 느끼는 근육통 외에 달리 불편함을 모르고 살아간다. 필자가 오랜 운동 재활 현장 경험을 통해 강조하고 싶은 부분이 현대인은 근육을 쓰지만, '제대로' 쓰지 못한다는 것이다. '효과적'으로 근육을 사용하지 않으면 '게으른' 근육은 600여 개 근육에 묻혀 잠자기 쉽다. '잠자는 근육'이 무엇이고, 왜 깨워야 하는지, 그리고 어떻게 깨워야 하는지는 앞으로 자세히 다루도록 하겠다.

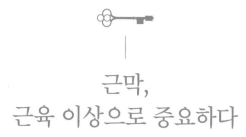

근막,
근육 이상으로 중요하다

시간상 여유 있을 때 필자는 대용량 덩어리 돼지고기를 구매한다. 요즘은 마트에 가면 만두소용, 구이용, 불고기용, 앞다릿살, 항정살, 목살, 삼겹살 등 용도별, 부위별로 고기들이 소포장으로 진열되어 있다. 바쁜 맞벌이 부부와 1인 가구 증가라는 트렌드의 결과물이다. 큼지막한 덩어리 고기는 대형 마트에서나 볼 수 있는 희귀 상품이다. 구매한 덩어리 고기는 한 끼에 먹을 만큼씩 소분해두어야 요리가 간편하다. 덩어리 고기를 소분하기 위해 칼질하다 보면 근육과 근육 사이에 미끈한 하얀 막이 보인다. 이것이 바로 '근막'이다.

근막, 그것이 알고 싶다

근막은 근육을 싸고 있는 막이다. 사람의 근막은 85%가 수분으로 이루어져 거미줄과 같은 형태를 띠고 있다. 근막을 조금 더 깊이 들여다보면, 왜 근막을 제2의 골격이라고 하는지 알 수 있다. 근막의 가장 본질적인 기능은 '보호' 기능이다. 근막은 근육을 감싸 근육의 안정성을 높여 올바른 자세를 유지하도록 한다. 이러한 자세 유지는 근막을 구성하는 단백질 특성에 기인한다. 근막은 신축성은 적지만 부드럽고 강한 콜라겐과 높은 탄력성을 지닌 엘라스틴으로 구성되어, 몸의 움직임에 반응하면서 바른 자세가 가능하다. 덧붙여 근막은 근육과 인접한 뼈와 다른 조직 사이에서 충격을 흡수하는 완충재 역할도 담당한다. 이러한 근막의 안정된 자세 유지와 완충재의 역할로 인해 인간은 활발한 움직임이 가능하다.

근막의 또 다른 중요한 특징은 '미끄러짐'을 가능하게 해준다는 사실이다. 신체가 근막 없이 근육과 장기만으로 구성되어 있다고 생각해보자. 근육과 근육의 마찰이 생기면 신속하고 섬세한 신체 운동은 불가능하다. 이러한 근막의 미끄러짐 기능은 근막이 지속해서 변화하는 성질인 가소성과 무관하지 않다.

근막은 근막 개별이 아닌 시스템 또는 네트워크로 존재한다. 머리부터 발끝까지, 신체의 앞면에서 뒷면으로, 피부 표면에서 몸속 깊은 곳까지 전신을 덮어주고 있다. 근막과 근막이 이어져 근육 물줄기처럼 다양한 라인을 만들기도 하는데, 이를 '근막경선'이라고 한다. 근막경선을 따라 있는 어느 한 근육이 불편하면, 문제의 근육 근막만 영향을 받는 것이 아니라 근막경선에 있는 다른 근막과 근육이 함께 영향을 받게 된다. 따라서 근육이나 근막을 스트레칭하거나 이완할 때 이러한 근막 라인과 근막 특징을 이해하면 스트레칭과 이완 효과를 높일 수 있다.

한편, 근막의 특징 중 빼놓을 수 없는 것이 바로 장력^{tension}이다. 장력이란 근막과 근막이 서로 밀고 당기는 힘이다. 방바닥에 펴진 보자기를 상상해보자. 손으로 보자기 어느 한 부분을 꼬집으면 보자기의 다른 부분도 영향을 받게 되어 보자기 전체가 구겨진다. 온몸의 근막도 이와 비슷하다. 몸 어느 한 부위의 근막이 굳어 있으면, 이에 따른 다른 근막에 영향을 주는 것이 불가피하다.

근막과 관련된 질환은 어떤 것이 있을까?

그렇다면 근육과 장기를 덮고 있는 근막과 관련된 질환에는 어떤 것들이 있을까? 족저근막염과 근막통증증후군이 대표적인 질환이다. 먼저 족저근막염을 알아보자. 오래 뛰거나 걷기, 또는 발의 무리한 사용 때문에 족저근막이 손상되고, 이로 인한 염증이 발생해 통증이 일어난다. 족저근막염의 경우 아침에 특히 통증이 심한데, 이는 근막이 수축했다 발을 움직이면서 근막이 갈라져 발생하는 통증이다. 다행스러운 사실은 족저근막염은 발바닥과 발목, 그리고 종아리 등 주변 부위를 스트레칭하거나 마사지하면 비교적 손쉽게 완화가 된다. 그뿐만 아니라 전문가들에 따르면 90% 이상의 족저근막염은 1년 이내에 증상이 사라진다고 한다.

한편, 근막 관련 질환 중 족저근막염보다 우리 일상에 더 훨씬 가까이 있는 것은 근막통증증후군이다. 얼핏 들으면 질환 용어만으로는 무슨 질병인지, 어디가 아프다는 것인지 알 수 없다. 어느 날 잠을 잘 자고 일어났는데, 목이나 등이 결리는 경험을 했을 것이다. 사무실에서 늦게까지 야근하거나 오랫동안 집중해 중요한 문서 작성을 한 후 목, 어깨, 등에 불편한 느낌을 받을 때가 있다. 더 친근한 표현은 '담이 걸렸다'라고 하거나 '어깨가 뭉쳤다'라고 한다. 근막통증증후군은 불편한 자세가 지속되거나 스트레스가 근막에 가해져 발생한다.

근막통증증후군은 안구건조증, 손목터널증후군, 거북목증후군 등과 함께 일명 '디지털 질병'으로 불린다. 2019년 전체 디지털 질병 진료 원인을 살펴보면, 근막통증증후군이 301만 6,636명, 안구건조증 237만 4,482명, 거북목증후군 223만 6,200명, 손목터널증후군 17만 2,863명 순으로, 근막통증증후군이 단연 가장 많은 숫자를 차지하는 흔한 질병임을 알 수 있다. 근막통증증후군을 예방하기 위해서는 근막에 무리한 스트레스를 주거나 긴장하지 않도록, 사무실에서는 주기적으로 스트레칭이나 이완 동작을 하고, 질환이 생기기 쉬운 부위의 근막을 이완하는 평소 습관이 중요하다.

근막에 생기는 통증, 일명 '근막통'은 왜 생기는 것일까?

근막통은 근육과 근막에 주어지는 스트레스와 과부하로 인한 조직 손상 또는 피로 때문에 생긴다. 불편한 자세를 지속해서 유지하며 활동하는 경우, 자세를 유지하는 근육만 힘든 것이 아니다. 근육 전체를 덮고 있는 근막도 함께 불편한 것이다. 근육은 개별로 존재하지만, 근막은 개별로 존재하는 근육을 전체적으로 연결해주고 이어주기 때문에 근막의 피로도는 근육 이상이다. 앞서 이야기했듯이 근막이 가소성이 있다고 하나, 스트레스나 긴장을 받지 않는다는 것은 아니다. 근막에 피로가 누적되거나 손상이 이루어질 경우, 혈액 순환은 원활하지 않고 세포 조직에서 발생하는 찌꺼기들이 원활하게 배출되지 않아 마침내 통증에 이르게 된다.

근막의 통증을 예방하거나 완화하기 위해서 무엇보다 근막의 특징과 기능을 이해하고, 몸 부위 부위와 근막경선에 따른 근막을 잘 정돈해 적정한 장력을 유지해야 한다. 근막이 근육을 덮고 있기 때문에 근육을 이완하기 위해서는 근육을 둘러싼 근막 이완이 선행되어야 한다. 이러한 이유로 일반 사람들은 근육통과 근막통을 구분하기 어렵고 혼동해서 사용한다.

근막을 이완할 때 주의해야 할 점은 과도한 스트레칭을 통한 '길이 늘리기'에 집중하기보다 손의 압력이나 폼롤러 등 집에 있는 소도구를 이용해 가볍게 문질러주거나 체중 압력을 통해 호흡만으로도 충분히 이완될 수 있다는 것이다. 어떠한 스트레칭도 통증을 동반한 무리한 스트레칭은 금물이다. 따라서 근막 이완을 위한 스트레칭은 아프기 직전까지 하되, 스트레칭의 범위는 개인마다 달라야 한다.

컴퓨터, 노트북, 아이패드가 일상화되면서 직장인에게 라운드 숄더^{어깨 말림}는 가장 익숙한 자세 중 하나다. 운동 재활 현장에 있으면 라운드 숄더의 문제로 명치부위의 근막이 딱딱하게 굳은 사람들을 만나게 된다. 한편, 이들의 등 부위는 근막이 느슨해져 고유의 장력을 찾아볼 수 없다. 명치의 뭉친 근막을 이완하지 않으면 가슴 부위 근육들이 제 역할을 할 수 없다. 또한, 등의 느슨해진 근막이 고유의 장력을 회복하지 못해도 같은 문제가 발생한다. 라운드 숄더 문제를 해결하려면 뭉치거나 느슨해진 상체의 앞뒤 근막들이 원래 가졌던 장력을 회복하는 것이 선행되어야 한다.

이처럼 우리의 몸 어딘가에서 불편한 느낌을 받을 때, 근육과 함께 근막도 반드시 짚어보는 습관이 필요하다. 근막의 이완 없이 근육을 이완할 수 없기 때문이다. 이러한 의미에서 근막은 근육 이상으로 중요하다. 이제 근육의 문제를 생각할 때 항상 근막의 상태도 함께 관심을 두는 습관을 지녀보자.

관절, 바른 가동 범위가
바른 자세를 만든다

기술의 발전은 눈부시다. 청소 로봇 등 간단하고 단순한 업무를 위한 로봇이 이제 인간에게 도전하고 있다. 인간을 닮은 로봇, 휴먼 로봇에 관한 이야기다. 로봇은 인간과 비슷하게 움직이고 활동하며, 때로는 재난 현장 등 인간이 직접 가기 어려운 곳이나 상황에 투입되기 위해 지속해서 개발이 이루어져 왔다. 직립 보행, 달리기, 자유자재로 방향 바꾸기 등 휴먼로봇은 이제 간단한 댄스 수준을 넘어, 인간보다 더 빠르게 달리며 인간의 한계를 넘어서고 있다.

한편, 최근 미국 대학의 한 연구팀은 휴먼로봇 관절에 새로운 가능성을 제시했다. 미 콜로라도주립대학의 이 연구팀은 플라스틱과 실리콘 소재를 이용해 '로봇의 형상 변경 관절shape morphing joints'을 개발했다고 밝혔다. 이들이 선보인 로봇은 보행하다가 장애물을 만나는 경우, 전류를 흘려 관절 형상을 변형시켜 장애물 피하기 등 환경 변화에 맞춰 로봇의 형태를 바꾸는 것을 가능하게 했다. 이로써 비행기가 아닌 비행 로봇 등 복합적인 형태의 이동multimodal locomotion 기능이 탑재된 로봇의 출현에 대한 가능성이 커졌다.

이러한 눈부신 로봇의 발전은 인간의 관절에 대한 탐구에서 시작했다. 로봇은 근육도 근막도 없지만, 사람의 움직임을 흉내 내기 위해서 관절만큼은 절대적으로 필요하다. 그렇다면 관절이란 무엇일까? 관절은 한마디로 '뼈와 뼈를 연결하는 부위'다. 인간의 몸 안에서 187개의 관절이 206개의 뼈를 연결해 지탱하고 있다. 로봇의 발전에서 알 수 있듯이 관절의 본질적 기능은 걷고, 달리며, 방향 바꾸기 등 인간이 다양한 각도로 움직일 수 있도록 하는 것이다.

우리 몸에서 중요한 관절 알아보기

스키장에서 스키 부츠 경험은 관절이 얼마나 중요한지 쉽게 확인시켜준다. 발목관절이 없는 스키 부츠를 신고 계단을 오르기란 정말 힘든 일이다. 스키 폴대 없이 부츠만을 신고 걷다가는 넘어지기 쉽다. 관절이 없다면 뼈와 근육만으로는 인간의 움직임이 불가능하다는 것은 자명해 보인다.

187개 관절 중 우리 몸에서 가장 중요한 관절은 바로 고관절, 어깨관절, 척추다. 첫 번째, 고관절은 골반과 대퇴골을 이어주는 관절로 일명 '엉덩관절'이라고도 한다. 고관절은 다리를 안과 밖으로 그리고 회전 움직임을 가능하게 한다. 상체의 어깨관절과 비교해볼 때 가동 범위는 상대적으로 낮다. 요즘 엘리베이터가 없는 3층 건물은 임대가 잘 나가지 않는다고 한다. 그만큼 사람들이 계단 오르기를 꺼리기 때문이다. 계단 오르기가 건강에 좋은 것은 알지만, 실천하기는 절대 쉽지 않다. 평상시 계단을 오르지도 않고, 걷는 양이 충분하지 않다면 고관절이 굳어지고 가동 범위는 줄어들 수밖에 없다. 고관절의 가동 범위가 줄어들면, 인접한 관절인 허리나 무릎관절이 보상하는 과정에서 허리나 무릎에 통증이 생길 수 있다.

두 번째, 어깨관절은 상완골, 견갑골과 쇄골 등 3개의 뼈를 연결하는 관절로, 우리 몸에서 가동 범위가 가장 넓고, 움직임도 많다. 우리가 운전하면서 아무렇지도 않게 차량 뒷좌석의 물건을 거뜬히 가져오는 것은 어깨의 가동 범위가 넓어서 가능하다. 그러나 어깨관절은 단점도 있다. 바로 불안정성이다. 대표적인 문제가 어깨 탈구다. 물리적인 힘 등으로 인해 어깨의 상완골이 이탈하는 것이다. 가동 범위가 가장 넓고 쓰임새가 많다고 해서 혹사하면, 나중에 어깨통증으로 큰 대가를 치를 수 있는 만큼 가동 범위가 줄어들지 않도록 가벼운 어깨관절 운동 습관을 기르는 것이 좋다.

세 번째, 척추는 우리의 목과 등, 허리, 엉덩이, 꼬리 부분까지 이어주는 관절이다. 하나의 관절이 아니라 여러 개의 관절이 다발로 이루어져 있다는 데 주목할 필요가 있다. 척추가 움직일 때 모든 관절과 관절에 인접한 속근육과 겉근육이 미세하게 움직이고, 조화롭게 협응이 이루어져야 한다. 척추는 서고 앉는 데만 사용하는 관절이 아니다. 미세한 작은 각도의 회전부터 김연아의 고난도 점프 회전까지도 가능하게 한다. 척추는 몸에서 축의 역할을 담당하기 때문에 척추관절의 움직임 없는 일상생활의 활동은 불가능하다고 해도 과언이 아니다.

모든 관절은 제각기 가동 범위가 다르다

관절에서 가장 중요한 부분이 바로 관절의 가동 범위다. 관절의 가동 범위에 따라 몸의 움직임의 자유로움도 달라진다. 구체적으로 우리 몸에 있는 187개의 관절은 그 모양과 운동 축에 따라 서로 다른 가동 범위를 가지고 있다. 가령, 고관절의 가동 범위는 0~90도이지만, 슬관절의 가동 범위는 이보다 넓은 0~130도가 된다. 모든 관절의 가동 범위를 외우거나 알 필요는 없다. 이보다 더 중요한 것은 같은 관절이라도 개인마다 차이가 있을 수 있다는 것이다.

관절의 가동 범위를 제대로 사용하지 못하게 되는 경우, 신체 기능과 움직임의 효율은 떨어질 수밖에 없다. 최대 360도까지 움직임을 만들어내는 관절은 매일매일 매 순간 뼈와 함께 체중을 지탱하며 움직이고 있다. 많이 사용한다는 것은 그만큼 부상과 통증 등 질환의 위험도 크다는 것이다. 관절에 문제가 생기는 경우 움직임의 효율 문제를 넘어서 통증으로 인한 삶의 질 문제, 더 나아가 생존율과 직결된다는 데 더 큰 심각성이 있다. 다른 질환에 비해 관절 질환의 가장 큰 특징은 고질적이고, 만성적인 통증이다. 퇴행으로 인한 무릎통증, 오십견, 골관절염 등 어느 하나 가벼운 통증이 없다. 이러한 만성통증을 가진 사람들이 주변에 있는 경우, 우울증을 앓고 있지는 않은지 관심을 가질 필요가 있다.

관절 질환으로 사망에 이를 수도 있다

국민건강보험공단이 밝힌 대표적인 관절 질환을 살펴보면 다음과 같다. 중년의 대표적인 관절 통증으로 오십견^{동결견}, 이름은 생소하지만 성인에게 흔히 나타나며 방치했다가는 다리 길이가 짧아지는 고관절 질환인 대퇴골두 무혈성괴사, 혈중 요산 농도가 급격히 증가하면서 발생하는 통풍성 관절염, 관절을 보호하는 연골 손상이나 퇴행성 변화에 따른 골관절염, 골절되면 누워 있는 시간이 길어져 근손실과 대사능력 감소 등으로 인한 합병증으로 사망률이 높은 고관절 골절 등이 있다.

80대 초반 K 할아버지는 할머니가 얼마 전에 돌아가시고, 혼자 살게 되었다. 그동안은 할머니가 집안 살림과 식사를 살뜰히 챙겨주었기 때문에 괜찮았는데, 할아버지 혼자서 식사와 살림하기가 쉽지 않았다. 할아버지를 아끼는 자녀들이 집 안에서 다치지 않도록 방문 문턱과 화장실 리모델링을 해주었지만, 할아버지는 거실의 조명 줄에 걸려 넘어져 손을 다쳐 골절되었다. 철심을 박는 수술을 받고 완치될 무렵, 이번에는 카펫에 걸려 또 넘어지게 되었다.

K 할아버지와 같이 의외로 집 안에서 넘어져 상해를 입는 경우들이 많다. 익숙한 공간과 장소이지만, 노화로 인해 발도 무뎌지고, 발

목의 유연성과 기능도 약해지면서 민첩하지 않게 된다. 걸려 넘어지고 미끄러져 넘어지는 일이 반복되는 것이다. 어르신들에게 치명적인 관절 질환은 침대나 미끄러운 욕실에서 낙상으로 인한 고관절 골절이다. '넘어져 고관절이 부러지면 황천길 간다'라는 말이 있을 정도로, 실제 낙상으로 인한 고관절 골절과 사망률은 밀접한 관련성이 있다. 최근 연구들에 따르면, 65살 이상 노인의 약 30%가 매년 낙상을 경험하고 있으며, 고관절 골절 환자의 약 20%는 관련된 합병증으로 1년 내 사망한다고 한다. 어르신의 경우 2~3주만 누워서 생활해도 급격한 근손실은 말할 것도 없고, 인지 능력과 평형감각마저 잃게 된다. 이처럼 어르신은 신체 기능을 빠르게 잃지만, 회복되는 시간은 너무도 더디다는 데 그 심각성이 있다.

그렇다면 관절은 왜 바른 자세에 중요할까? 바른 자세란 발목, 무릎, 척추, 어깨 등 주요 관절이 바르게 정렬된 상태다. 바른 자세를 유지할 때는 몸에 힘이 들어가지 않고 자연스러워야 한다. 힘을 주거나 억지로 정렬하려 하면 바른 자세는 오래가기 어렵고, 이로 인한 통증은 필연적이다. 바른 자세는 서거나 누워도 가능하지만 걷거나 움직일 때도 필요하다. 관절이 제 위치에서 필요한 가동 범위를 가능하게 해줄 때, 우리의 몸은 바른 정렬, 바른 자세가 비로소 가능하다. 아울러 관절이 적정한 가동 범위를 유지하기 위해서는 주변 근육의 근력과 근막의 장력도 함께 조화를 이루어야 한다는 사실을 기억해야 한다.

발, 바른 체중 분산으로 몸의 주춧돌을 세워라

인류의 출현 이후 직립 보행은 획기적인 사건이다. 인류는 직립 보행을 통해 마침내 손이 자유로워지고 지금의 인류문명을 일구어 냈다. 도구의 이용, 불의 활용, 상징적인 문자 사용 등 인간을 다른 동물과 구분하는 대표적인 특징은 손의 자유와 연관되어 있다. 인간의 이족 보행과 인류 문명 발전의 이면에는 발의 희생이 있다고 해도 과언이 아니다. 발은 평생 신발에 갇혀 지내야 하는 운명이지만, 발의 예술성과 기능의 놀라움을 알게 되면, 발에 대한 고마움에 고개가 절로 숙여질 것이다.

두 발은 52개의 뼈, 66개의 관절, 128개의 근육으로 이루어져 있다. 전체 몸과 비교해보면 뼈는 25%, 관절은 35%, 근육은 약 20%를 차지한다. 뼈와 뼈 사이를 연결해주는 강한 섬유성 결합 조직인 인대도 112개나 된다. 신체 부위의 2%밖에 차지하지 않는 좁은 공간에 이토록 많은 뼈와 관절, 인대가 존재하는 이유는 무엇일까? 이제 발의 놀라운 능력에 대해 알아보자.

발의 놀라운 능력

지상에서 안정되기 위해 물체는 최소한 3개 이상의 각이 필요하다. 인간을 제외한 동물은 네발로 긴다. 동물 중 유일하게 인간만이 이족 보행이 가능하다. 두 발로 걷기만 하는 것이 아니다. 100미터를 빠르면 10초 이내에 달리고, 수 초 만에 공중에서 몇 바퀴를 회전하다 넘어지지 않고 착지하기도 한다. 줄타기 등 몸의 중심과 균형을 잡는 일등 공신이 바로 두 발이다. 이뿐만이 아니다. 두 발은 평소 걸으며 자기 무게의 10배 이상의 체중을 매일매일 지탱해낸다. 하루하루 걷는 게 별것 아닌 것으로 보이지만, 발의 입장에서 보면, 발은 1km를 걷기 위해 1톤 트럭 15대분의 압력을 이겨내야 한다. 또한, 보통 사람이 태어나서 죽을 때까지 걷는 길이는 평균 16만km 이상인데, 이는 지구 3바퀴를 돌고도 남는 길이다.

이탈리아가 낳은 위대한 천재 레오나르도 다빈치Leonardo da Vinci는 일찍이 발의 특별한 능력을 알아보고 '인간 공학상 최대의 걸작이자 최고의 예술품'이라고 표현했다. 발이라는 작은 신체 부위가 그토록 큰 무게를 이겨내는 것이 가능한 것은 '발의 아치'에 그 비밀이 있다. 인간의 발바닥은 아치 구조로 인해 어느 특정 지점에 힘이나 압력이 가해지지 않고, 아치 모양을 따라 양쪽으로 분산되는 구조적 안정성을 갖게 된 것이다. 이러한 구조적 안정성으로 인간의 발은 비록 작고 좁지만, 외부에서의 충격을 흡수하고, 인간의 체중을 분산시켜 평생 지탱할 수 있는 것이다. 발의 아치 구조가 없었다면 인간은 쉽게 피로를 느껴 오래 걷지도, 빠르게 달리지 못했을 것은 자명하다.

발과 관련된 주요 질환

발에는 온갖 뼈, 관절, 인대, 근육이 집중되어 있고, 발바닥은 아치형 구조로 연결되어 체중을 분산시킨다고 하더라도 발에 모든 하중이 쏠리는 만큼, 발과 발목에 부상과 염증의 가능성은 늘 존재한다. 앞서 근막에서 설명한 족저근막염 외에 발과 관련된 주요 질환은 다음과 같다. 앞볼이 좁은 불편한 신발을 오래 신어 후천적으로 생기는 무지외반증, 무리한 점프나 체중의 반복적인 충격 또는 여성이 하이힐을 장시간 신는 과정에서 발목 뒤쪽의 힘줄인 아킬레스에 염증이 생기는 아킬레스건염, 흔히 '발목을 삐었다'라고 할 때의 발목 인대에 염증이 생기는 발목염좌 등이 있다.

염증 질환까지 가지 않더라도 발이 불편해서 생기는 일들은 일상적으로 많다. 필자는 양발의 새끼발가락 두께가 다르다. 한쪽 발의 새끼발가락이 더 도톰해서 가죽 구두를 신게 되면 한쪽만 닳아 해지곤 했다. 한번은 겨울에 발목 가죽 부츠를 사서 신게 되었다. 처음에는 조금 불편하겠지만 '발이 별수 있겠어? 적응하겠지' 하는 마음으로 부츠를 신고 나갔다. 발이 신발에 적응할 수 있도록 장시간 걸어

야 하는 외출이었다. 그런데 20분이나 걸었을까? 왼쪽 새끼발가락
이 아프기 시작했다. '아파도 조금 지나면 신발이 늘어나겠지' 하는
마음으로 참고 걸었다. 그러나 아픔은 좀처럼 나아지지 않아서 발가
락을 오므려 새끼발가락이 신발에 닿는 정도를 최소화했다. 조금 걷
는 시간이 늘어나자 걸음걸이가 이상해지고, 그 과정에서 무릎과 허
리마저 통증이 오기 시작했다. 새 가죽신을 길들이려다 보기 좋게
당한 것이다.

지금 생각해보면 '발에 대해서 너무 무지했구나' 하는 생각이 든
다. 발은 이미 매일매일 수고하고 있다. 그런 발에 새 가죽신을 길들
이려 했다니, '참 어리석은 일을 했구나' 하는 마음에 부끄러움마저
들었다. 발은 매일매일 체중이라는 큰 하중을 지탱하는 최후의 보루
다. 발이 조금만 불편해도 전신의 피로감을 느끼고, 발의 불편함을
무릎, 허리 등이 보상하는 과정에서 통증은 필연적이다.

내 발을 제대로 사용하는 법

발은 몸의 주춧돌이다. 발이 몸의 주춧돌로 제 역할을 제대로 하
기 위해서는 우선 몸의 체중 분산이 중요하다. 몸의 체중이 발 전체
골고루 분산되면 좋다. 좀 더 구체적으로 이야기하면, 엄지발가락
발볼과 새끼발가락, 그리고 발뒤꿈치에 체중이 분산되어야 한다. 체
중 분산의 정도와 관련해 전문가들에 따르면, 체중의 60%가 뒤꿈치
에 한다.41쪽 '체중 분산' 그림 참조

현대인들은 노트북, 컴퓨터, 아이패드, 휴대폰 등으로 몸을 앞으로 숙이는 자세를 많이 취하고 있다. 체중의 절반 이상이 발뒤꿈치에 좀처럼 가지지 않는다. 서 있는 자세에서 발뒤꿈치로 무게 중심이 가도록 서서히 머리와 몸을 천천히 움직여보자. 이때 엄지발가락 발볼과 새끼발에 힘을 주어 바닥을 짚을 수 있어야 한다. 한편, 옆에서 서 있는 자세를 봤을 때 바깥 복숭아뼈, 바지 봉제선 그리고 귀가 옆에서 봤을 때 일직선이 되어야 한다^{149쪽 '바른 정렬' 그림 참조}. 이때 특히 주의할 점은 허리를 과도하게 뒤로 젖히거나 무릎이 과도하게 펴져서는 안 된다는 것이다. 힘을 주어 자세를 만들면 지속하기 어렵기 때문이다. 처음에는 바른 자세를 익히는 것도 쉽지 않을 수 있다. 눈을 감고 천천히 체중 이동과 엄지발가락 발볼, 새끼발, 그리고 발뒤꿈치로 바닥을 짚어보자. 반복적으로 연습하면 점차 익숙해진다.

　이러한 바른 체중 분산은 발의 횡아치와 종아치를 살려 발 전체의 아치를 유지하고 살아나게 하는 데 효과적이다. 우리가 손가락을 펴고 힘을 주면, 손바닥 안쪽이 약간 들어가는 것을 볼 수 있다. 발의 아치도 마찬가지 원리다. 발가락을 펴고, 발바닥의 세 지점을 지면에 지지하고 서 있을 때 발의 아치가 무너지지 않고 살아나게 된다.

　발의 아치를 살리기 위해서 평소 신발 선택에도 주의를 기울여야 한다. 플랫슈즈 등 발이 편안한 신발이 나오고 있지만, 발이 편안하기 위해서 먼저 살펴야 할 것은 '발가락이 편안한가?' 하는 것이다. 발가락을 펴서 움직일 수 있을 정도의 공간이 확보된 신발이 좋다. 발가락을 자유롭게 움직이고 펼 수 있을 때 발의 아치가 만들어지기 때문이다.

발과 발목은 몸의 균형과 밀접한 관련이 있다. 40대 중반 A 씨가 얼굴에 여기저기 밴드를 하고 모임에 나타났다. 혹시 술을 마시고 넘어졌냐고 물었더니 발을 잘못 디뎌 넘어졌는데, 얼굴이 땅에 닿았다고 한다. 30대라면 술이 의심되지만, 40대가 넘어지면 몸의 균형을 잃어 어딘가에 넘어져 얼굴을 다치는 경우가 다반사다. 이쯤 되면 낙상과 넘어짐은 더 이상 노인의 문제가 아니다. 나이가 들면서 발과 발목관절이 유연해지지 않거나 발목관절이 튼튼하지 못한 경우, 몸이 균형을 잃었을 때 순간적인 대처를 하지 못해 넘어진다.

발과 발목관절의 유연성과 관련 근육을 강화하지 않으면, 낙상과 이로 인한 부상의 위험은 나이에 비례해 커진다. 사무실에서 그리고 퇴근 후 집에서 발 건강과 발목 유연성, 그리고 주변 근력을 강화하기 위해 할 수 있는 간단한 팁을 알아보자. 우선 발가락을 자유롭게 움직이는 것이 중요하다. 발가락을 이용해 수시로 '가위, 바위, 보'를 해보는 것이 좋다. 덧붙여 발목을 수시로 안쪽과 바깥쪽으로 돌려 발목의 유연성을 좋아지게 할 수 있다. 마지막으로 서서 뒤꿈치를 들었다 놓았다 하는 움직임도 종아리근육 강화에 도움이 되어, 몸의 균형을 잃을 때 미세하고 민첩하게 대응해 몸의 균형을 잡아 낙상이나 넘어짐을 예방할 수 있다.

낙상과 넘어짐을 예방하기 위해서는 발바닥 감각의 중요성을 빼놓을 수 없다. 얼마 전 전주시의회는 전국에서 처음으로 '도심공원 맨발 걷기 활성화 조례안'을 통과시켰다. 맨발로 걷기만큼 발바닥 감각을 살리기에 좋은 방법이 없다. 발이 평소 지면의 울퉁불퉁함이나 기울어진 정도 등을 민감하게 알아채 몸의 균형을 잡을 수 있도록 발바닥의 감각을 살려야 한다. 발바닥을 살짝 건드려 느낌이 있는지 살펴보자. 발에 감각이 무뎌지지 않도록 발을 수시로 만지고 마사지해주는 것이 필요하다. 그뿐만 아니라 집에서 실내화보다는 맨발로 걸어 다니면 발바닥의 감각을 잃지 않는 데 도움이 된다.

필자가 오랫동안 현장에서 살펴보면, 발에 골고루 체중을 분산하는 것만으로는 부족하다는 생각을 지울 수 없다. 막연한 분산보다는 60% 이상이 발뒤꿈치에 가는 체중 분산이 바른 자세에 부합한다. 바른 체중 분산에 기초한 바른 자세는 라운드 숄더 등 현대 병과 관련된 통증 완화에도 도움이 된다. 발이 불편하면 결코 발은 주춧돌이 될 수 없다. 또한, 바른 체중 분산이 몸의 바른 정렬과 바른 자세도 만들어낸다는 사실에도 주목하자. 평소 발에 대한 고마운 마음을 가지면, 발을 아끼고 소중히 여기는 마음이 자연스럽게 생길 것이다. 우리 몸의 주춧돌인 발을 제대로 세우면, 100년 걷기도 충분하다.

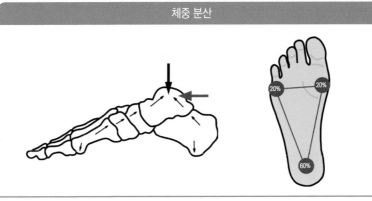

체중 분산

허리, 코어근육 깨우기가
첫걸음이다

40대 초반 여성의 이야기다. 그녀는 한여름에 지인들과 등산길에 올랐고, 작은 점프가 필요한 코스에 다다랐다. 점프를 시도했는데 착지가 불안했는지 바위에서 한쪽 발이 미끄러졌다. 다행히 크게 다치지는 않았지만, 무릎 아래에 찰과상을 입어 약간의 피와 진물이 나왔다. 몸은 다쳤지만, 겉으로 멀쩡해서 일행을 따라 서둘러 하산했다.

그리고 그날 저녁부터 생전 처음 느끼는 허리통증이 시작되었다. 다음 날 병원을 찾았고, 물리 치료와 약 처방을 받았다. 통증이 진정되지 않아 다른 병원을 방문했을 때, 허리 견인 치료도 받았다. 견인 치료를 받는 동안 잠시 통증이 멎은 듯했지만, 병원을 나와 걸으면 통증이 이내 다시 시작되었다. MRI를 찍어 보니 의사는 디스크 탈출 정도가 심각하다고 지속적인 치료와 함께 절대 안정을 주문했다.

약 처방, 물리 치료, 견인 치료가 반복되었지만, 딱히 나아지지는 않았다.

통증으로 고통받는 과정에서 지인 소개로 아펠운동센터에서 운동재활을 시작했다. 극심한 통증 가운데 미세한 코어근육을 깨우는 재활운동을 꾸준히 했다. 보통 3개월 이내 통증이 멈춘다고 했지만, 그녀의 통증은 예상보다 길어졌다. 8개월 후 통증이 줄어들면서 세수하기 등 일상생활을 하는데, 허리 근육에 힘을 주는 방법부터 다시 배우는 느낌이었다고 한다. 지속적인 걷기와 운동, 스트레스 관리로 다행히 디스크는 지금까지 재발하지 않았다.

허리통증은 국민통증이다

한 통계에 따르면, 국민의 70~90%가 평생 한 번 이상 허리통증, 일명 '요통'을 경험한다고 한다. 이쯤 되면 허리통증은 국민통증이라고 해도 과언이 아니다. 허리통증에서 허리는 33개의 척추뼈 중 요추 5개 부위를 말한다. 참고로 척추뼈는 경추 7개, 흉추 12개, 요추 5개, 천추 5개, 미추 4개성인이 되면 천추와 미추는 각각 천골과 미골로 하나가 된다로 구성되어 있다. 허리통증의 원인으로는 구부렸다 폈다 하는 과도한 반복적인 움직임, 운동 부족 등이 지목된다. 급성 허리통증은 특별한 치료 없이도 3개월 이내에 저절로 통증이 사라지지만, 급성 허리통증 환자의 5~10%가량은 3개월 이상 지속되는 만성 허리통증으로 발전한다고 알려져 있다.

허리통증과 관련된 대표적인 질환으로는 흔히 '허리를 삐었다'라고 하는 요추염좌, 척추 추간판인 디스크가 탈출해 다리 신경을 따라 내려가며 통증을 일으키는 추간판탈출증, 노화에 따라 허리뼈의 퇴행이 발생해 염증이 생기는 척추 관절염, 노화나 비정상적인 뼈의 생성으로 인해 척추 신경이 지나가는 척추관이 좁아져 통증이 발생하는 추간공협착증 등이 있다.

허리는 우리 몸의 중심축을 이루는 기둥이다. 허리뼈인 요추는 위로 경추와 흉추, 아래로 미추와 천추를 연결하는 다리 역할을 한다. 부위별 척추관절은 이름은 다르지만 하나의 다발로, 어느 한 부위가 통증을 느끼면 다른 부위가 반드시 영향을 받게 되어 있다. 허리통증관리와 예방, 더 나아가 재발을 예방하기 위해서는 허리통증과 허리 주변 근육의 운동 원리를 이해할 필요가 있다.

허리통증을 위한 운동 방법은 많지만, 본질을 꿰뚫지 못하고 있다

허리통증이 빈번한 만큼 허리통증 예방을 위한 운동 방법도 다양하다. 평지 걷기, 가볍게 허리 돌리기, 몸에 무리가 가지 않는 자세의 고관절 운동, 스쾃, 계단 오르기, 엉덩이근육, 장요근 등 허리 인접 근육 스트레칭, 대둔근 강화 운동, 코어근육 강화 운동 등이 있다. 이러한 허리 관련 운동들은 모두 일정 부분 효과가 있지만, 허리통증의 본질을 꿰뚫지 못하고 있어, 충분한 재활과 회복에는 한계가 있을 수 있다.

앞서 근육에 대한 설명에서 이야기했듯이 허리에는 척추에 밀착해 있는 속근육과 그 밖을 둘러싼 겉근육이 있다. 허리의 속근육과 겉근육은 다양한 움직임에 있어 허리를 보호하고, 몸의 균형을 잡아주는 역할을 한다. 그런데 필자가 운동 재활 현장에서 만난 허리통증이 있는 사람들은 허리 움직임에 있어 대체로 한 가지 공통점을 가지고 있었다. 허리뼈에 있는 속근육 활성화가 제대로 이루어지지 않는다는 사실이다. 속근육이 활성화되지 않으면 겉근육 또한 제 역할을 다하기 어렵다.

그렇다면 허리에서 속근육은 무엇인가? 또 이러한 속근육은 어떻게 활성화가 가능할까? 허리 속근육인 다열근을 설명할 때 감자탕을 빼놓을 수 없다. 감자탕은 한국적인 음식이다. 돼지 허리뼈임에도 불구하고 거부감 없이 국민 모두의 식성을 사로잡은 대표적인 국민 음식이다. 우거지와 함께 오래 끓인 감자탕은 걸쭉하고, 진한 국물과 그 안에 담긴 돼지 뼈마디 사이의 야들야들하면서도 쫄깃쫄깃한 고기를 발라 먹어야 제맛이다.

감자탕의 돼지 등뼈를 발라 먹어 봤다면 인간의 다열근을 쉽게 짐작할 수 있다. 다열근은 척추뼈 가장 가까이에 있는 근육으로 척추의 안정화와 척추의 미세한 움직임에 관여한다. 대표적인 허리 속근육인 만큼 미세하게 움직이고, 민감하게 반응한다. 가령 우리가 누워 있다가 일어나려는 생각만 해도 허리의 다열근은 반응해 활성화된다.

허리 속근육 4형제를 찾아라

허리의 통증을 예방하기 위해 활성화해야 하는 일명 허리 속근육 4형제가 있다. 위로 횡격막, 척추 주변에 다열근, 몸 아랫부분의 골반바닥근, 다열근 반대편에서 내장을 감싸는 복횡근이다. 이들 근육은 허리를 중심으로 위, 아래, 옆으로 허리와 내장을 감싼다, 이 4개의 코어근육은 하나의 '통'과 같은 역할을 하게 된다. '코어근육통'을 활성화하기 위해서는 먼저 바른 자세를 만들어야 한다. 허리에 통증이 있다면 허리를 포함한 척추를 바닥에 바르게 대고, 무릎 밑에 물건을 놓아 다리를 'ㄱ'자로 하고 눕는다. 이 자세에서 많은 힘과 움직임이 필요하지 않다. 깊은 호흡만으로 '코어근육통'에 해당하는 다열근, 횡격막, 복횡근, 골반바닥근을 깨우는 데 충분하다. 호흡이 원활해지면 골반바닥근을 자극하기 위해, 마치 변을 볼 때와 같은 느낌으로 아랫배까지 힘을 주었다 빼기를 반복한다_{188쪽 '심부근' 그림 참조}.

적절한 복압과 호흡 그리고 아랫배 힘주기로 코어근육을 활성화했다면, 천천히 일어나서 걸어본다. 허리에 통증이 가해지지 않는 범위에서 빨리도 걸어보고, 다시 천천히 움직여본다. 방금 활성화된 코어근육과 허리의 겉근육, 더 나아가 몸의 다른 부위의 근육과 근막, 그리고 인접한 관절이 자연스럽게 조화를 이루는지를 걷거나 다양한 움직임을 통해서 확인한다.

허리의 코어근육을 활성화할 때 2가지 주의할 점이 있다. 첫째, 호흡을 멈추거나 너무 세게 하지 않는다. 호흡하는 과정에서 통증을 느껴서는 안 된다. 둘째, 아랫배에 힘을 주어 복압을 느낄 때 몸의 가장 아래에 있는 골반바닥근까지 닿는 느낌이 들어야 효과적이다. 복압과 호흡의 정도는 횟수가 중요하지 않다. 허리통증을 느끼지 않은 범위에서 여러 차례 반복하고, 일어나 움직일 때 허리를 다치지 않도록 조심해서 일어나는 것이 중요하다.

허리통증이 있다면 허리뼈 주변의 다열근을 포함한 코어근육은 잠을 자기 쉽다. 이들 속근육은 게을러서 잠을 자는 것이 아니라 허리통증 때문에 움직이려 하지 않는 것이다. 허리 코어근육에 움직여도 좋다는 명확한 '사인'을 주고, 호흡과 복압 훈련, 그리고 아랫배 힘주기로 스스로 깨어나도록 해야 한다. 코어근육이 깨어나면 가벼운 걷기나 움직임으로 겉근육과 함께 움직일 수 있도록 반복하는 것이 좋다.

운동 재활 현장에서 복압과 호흡으로 코어근육을 훈련하고 걸어보라고 하면, 통증이 없는 것처럼 걷는 자신을 발견하고 놀라곤 한다. 이러한 코어근육 훈련은 집에서 아침저녁으로 손쉽게 할 수 있다. 몇 세트, 몇 분을 하느냐는 그다지 중요하지 않다. 허리가 아프면 또는 허리통증이 올 것 같으면, 시간 나는 대로 연습해 지긋지긋한 허리통증이라는 어두운 터널을 조금씩 벗어날 수 있다.

목, 어깨와 등,
인체의 트리오다

밴드를 이용한 라
운드 숄더_{어깨 말림}
방지 운동

목디스크, 어깨통증, 등 결림, 이들 3개의 통증은 얼핏 보면 서로 다른 별개의 질환인 것처럼 보인다. 그러나 이들 통증을 개별로 대처했다가는 쉽게 통증을 잡을 수 없다. 이들을 함께 다루어야 하는 가장 큰 이유는 목의 경추, 어깨의 견갑골 등의 흉추와 늑골이 서로 연결되어 있고, 그 주변을 근육과 근막이 둘러싸고 있기 때문이다. 이들은 밀접하게 연결된 만큼 개별로 관리하는 것이 아니라 함께 조화롭게 움직임이 이루어질 때, 통증 예방과 완화 효과가 높다. 이제 하나하나 살펴보자.

목은 생명과 직결되어 있다. '목숨' 또는 '목을 치다'라는 표현만 봐도 알 수 있다. 실제 우리의 몸에서 목은 생명의 통로 역할을 한다. 음식물이 이동하는 식도, 공기가 폐로 전달되는 기도, 심장에서 뇌로 연결된 혈관인 척추동맥과 경동맥, 그리고 뇌에서 목뼈를 통해 이어진 척수 등, 이들 중 어느 하나가 잘못되면 전신마비가 오거나 사망에 이르게 된다.

그러나 일상생활에서 목이 중요한 이유는 따로 있다. 인체에서 가장 중요한 부위인 머리를 떠받친다는 사실이다. 가는 7개의 경추가 작은 볼링공 무게에 해당하는 머리를 오롯이 떠받치고 있다. 머리의 무게가 커질수록 목이 감당해야 할 고통과 수고로움은 비례한다. 전문가들에 따르면, 머리가 1cm 앞으로 나갈 때마다 목이 지탱해야 하는 머리의 무게가 2~3kg 증가한다고 한다.

스마트폰이 목 질환의 주범이다

현대인들의 과도한 스마트폰 이용은 목 질환의 대표적인 원인이다. 스마트폰이 컴퓨터보다 더 문제인 것은 화면이 작은 데다가 PC 화면과 달리 얼굴 앞에 두는 것이 아니라, 가슴이나 허리 부분에서 보기 때문에 머리를 숙이는 자세가 더 심해진다는 데 있다. 최근 한 스마트폰 이용 실태조사에 따르면, 스마트폰 평균 이용 시간은 약 3시간으로, 잠을 자는 시간을 빼면 하루 4분의 1을 스마트폰을 보는 데 사용하는 것으로 나타났다. 직장인들의 경우 스마트폰 이용 시간은 이보다 훨씬 길었다.

여가를 즐기고 담소를 나누는 모임에서조차 사람들과 이야기하는 것이 아니라, 틈날 때마다 휴대폰을 확인하고 사적인 일이나 직장업무를 처리하는 것을 흔히 볼 수 있다. 휴대폰의 생활 침투는 가정이나 연인이라는 사적관계에서도 예외가 아니다. 자녀들은 가족과 식사할 때도 자신의 휴대폰 속 동영상이나 웹툰에 집중한다. 휴대폰으로 '밥상머리 교육'은 사라진 지 오래다. 이처럼 일상의 과도한 휴대폰 사용은 목의 불편감과 불안정성, 더 나아가 목과 관련된 통증을 일으킨다.

측만증은 10살 전후해 발생한다

등은 가슴과 배의 반대쪽에 있다. 위로 목과 아래로 엉덩이 사이에 있으며, 통상 허리 윗부분이다. 등과 관련한 질환으로는 앞서 근막 부분에서 설명한 근막통증증후군 외에 가장 친근한 등 관련 질환이 척추측만증이다. 이름이 말해주듯 척추 일부분이 휘어져 곡선이 생긴다. 척추측만증에 대한 원인이 구체적으로 밝혀지지는 않았지만, 가장 많이 발생하는 연령대는 10살 전후한 청소년기라고 한다. 척추측만증이 발견되는 계기는 겉으로 드러나는 체형 이상인 만큼 10살 전후한 자녀가 있는 경우, 자녀의 체형에 각별한 관심이 필요하다.

목, 어깨와 등은 트리오다. 어느 하나에 문제가 있다면 그 하나에 집중해서는 문제가 해결되지 않는다. 거북목을 해결하기 위해 목만 스트레칭을 하거나, 어깨나 등이 결릴 때 통증 부위에 대한 스트레칭만으로는 각 부위의 통증과 불편함이 사라지지 않는다. 필자는 다양한 임상 경험을 통해 이 부분에 대한 확신이 있다.

목, 어깨와 등은 통합 치료가 필요하다!

한 청년이 목통증을 호소하며 센터를 찾아왔다. 그에 따르면 통증의 시작은 군대에서 축구 시합했을 때였다. 헤딩하다 넘어진 그는 목을 삐끗한 후 제대로 치료받지 못했고, 목이 불편한 채로 제대했다. 그런데 군대 제대 후 목의 통증은 나아질 기미가 보이지 않고 점차 심해져 갔다. 목의 통증을 호소한 남성은 고개를 옆으로 돌려보라고 하자 고개를 돌리는 대신 눈만 옆으로 돌렸다. 그러나 이조차도 고통스러워 보였다.

오랫동안 사용하지 않은 목은 매우 불안정해 보였다. 목에 신경을 쓰다 보니 어깨도 많이 굽어 있었다. 이 남성에게 가장 먼저 시킨 것은 목과 어깨의 긴장 완화다. 누워서 목이 안전하다는 것을 안심시키고 어깨와 등의 긴장을 풀었다. 목, 등, 어깨에 근막을 풀면서 근막과 근육이 원활하게 움직이도록 해주었다. 동시에 목의 미세한 근육들도 활성화될 수 있도록 도와주었다. 등과 어깨의 움직임이 원활해지자 목의 통증도 점차 줄어들어 지금은 일상생활을 하고 있다.

또 다른 사례도 있다. 30대 사무직 여성이 센터를 찾아왔다. 머리가 너무 무겁다며 목의 통증을 호소했다. 매일매일 목과 머리에 신경을 쓴 나머지 어깨와 등이 굳어 있다는 사실조차도 모르고 있었다. 목에 통증이 너무 심각해서 혹시라도 자신이 모르는 심각한 병에 걸린 것은 아닌지, 여성은 불안해하고 있었다. 불안한 목이 무거운 머리를 떠받치다 부러질 수도 있다는 공포감에 사로잡혀 있었다. 목, 어깨, 등의 이완을 위해 척추가 바닥에 모두 닿도록 편안하게 눕는다. 어깨와 등이 굳어 있으면 흉추의 가동 범위도 제한된다. 호흡을 통해 흉추와 주변 근육과 근막을 이완시키고 움직임 확보가 필요하다. 호흡으로 갈비뼈를 움직이게 하면서 어깨와 등의 근육과 근막을 이완시킬 수 있게 움직여보도록 한다. 등과 목의 움직임과 관절의 가동 범위를 확보하고, 본격적으로 목의 통증으로 잠자는 속근육인 목의 심부굴근을 깨워야 한다.

이 근육은 턱끝을 불과 1~2mm의 미세한 조정으로 목의 움직임을 만들어주는 아주 정교한 근육이다. 목이 아픈 사람은 이 근육을 사용하지 못하고, 흉쇄유돌근 등 겉근육을 사용하는 경향이 있다. 심부굴근이 깨어나 일하지 않으면 흉쇄유돌근의 피로와 경직은 심화한다. 목의 속근육을 깨우면서 등 어깨 전체가 자연스럽게 움직이는지 지켜본다.

여성이 목의 불편함을 호소했지만, 필자는 어깨와 등을 이완하는 것부터 시작했다. 어깨와 등의 긴장을 풀고 이완시켜 호흡을 충분히 하도록 했다. 굳어 있던 가슴의 갈비뼈가 호흡에 따라 서서히 움직이면서 주변 근막과 근육의 움직임이 원활해졌다. 어깨와 등의 움직임이 되살아나자 목도 안정화되고 목의 움직임도 되찾았다.

두 사례에서 알 수 있듯이 목, 어깨, 등은 하나의 세트로 다루어야 한다. 특히 목이 불편하거나 통증을 느낄 때 목만 다루어서는 답이 없다. 어깨와 등, 그리고 가슴의 갈비뼈가 자연스러운 호흡으로 원활히 움직이도록 하고, 주변의 근막과 근육을 편안하게 이완시키는 동시에 주변 관절의 움직임을 통해 정상 가동 범위도 확보해야 한다. 등과 어깨의 움직임을 원활하게 해서 바른 자세를 만들 때 비로소 목의 움직임도 원활해질 수 있는 것이다.

목, 어깨와 등은 함께 움직인다. 즉 목, 어깨, 등은 트리오로 힘을 합쳐 삼중주를 연주하는 것이다. 트리오 중 어느 하나가 긴장해 있거나 뭉쳐 있다면, 다른 2개의 연주만으로는 삼중주가 될 수 없다. 목이 불편해서 목에 스트레칭을 하면 일시적으로 잠시 시원하지만, 주변의 어깨와 등이 원활하지 못해 다시 통증이 찾아온다. 따라서 목이 불편하고, 목에 통증이 있다면 주변의 어깨와 등부터 살피는 습관을 지녀보자.

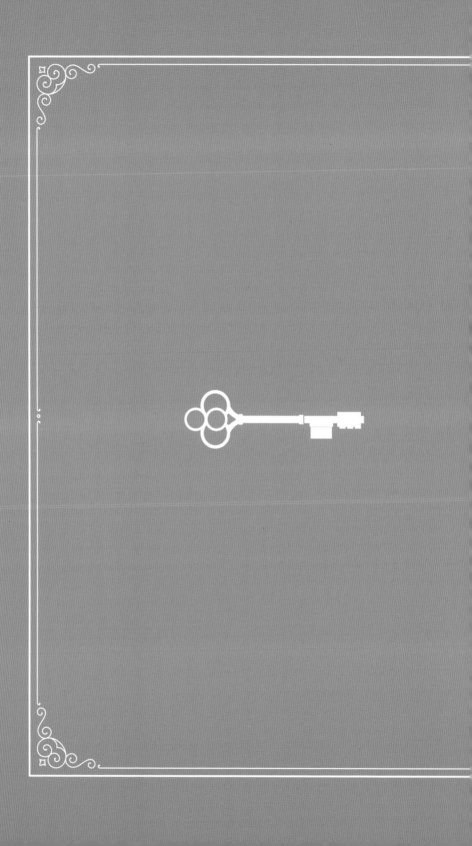

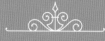

Part
02

통증,
원리를 이해해야
다스릴 수 있다

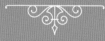

통증, 몸의 구조신호SOS에
귀 기울여라

하루에도 몇 번씩 우리는 통증을 겪는다. 집 안 가구에 부딪쳐 멍이 들거나 직장에서 종이에 손이 베이기도 한다. 요리를 하다 손이 뜨거운 것에 닿아 데이기도 하고, 길을 걷다 돌부리에 걸려 넘어져 몸 어딘가에 상처가 나기도 한다. 이처럼 통증은 우리 일상에서 함께 공존한다. 시간이 지나면서 멍이 없어지고, 상처가 아물면서 통증은 자연스럽게 사라진다.

며칠 아프다가 사라지는 통증도 있지만, 수개월이 지나도 멈추지 않는 통증이 있다. 바로 만성통증이다. 만성통증은 보통 3개월 이상 지속되는 통증을 의미한다. 몸에 난 상처로 아픈 급성통증과 달리, 만성통증은 상처가 아물어도 계속될 수 있다. 나이가 들면서 급성통증이 아닌 만성통증이 하나둘씩 늘어간다는 것을 체감한다. 만성통증이 힘든 이유는 상처가 없는데도 통증이 지속된다는 것이다. 통증의 원인을 정확히 알기 어렵기 때문에 육체적인 통증에 심리적인 우울감까지 겹치게 된다. 그런데 몸과 마음을 힘들게 하는 통증이 이 세상에서 사라진다면 진짜 행복할까?

통증은 고마운 존재다

잠깐 아프든, 오래 아프든 통증은 고마운 존재다. 불에 가까이 가고도 통증을 못 느낀다면 무슨 일이 발생할까? 가벼운 화상이 아니라 심각한 화상을 입어 생명이 위태로울 수도 있다. 장거리 달리기를 하다, 발목을 다쳤는데 멈추지 않고 계속 달린다면, 손목이 부러졌는데도 통증을 못 느껴 계속해서 손을 사용한다면, 우리 신체는 성한 곳이 없어지고, 평균 수명은 지금보다 훨씬 짧아졌을 것이다.

통증이 없어 심각한 문제를 일으키는 상황은 우리 상상 속에서만 일어나는 일은 아니다. 통증을 못 느껴 신체 일부 절단이라는 최악의 상황에 직면하는 이들이 있다. 당뇨병으로 족부 괴사와 족부 절단이 대표적인 사례다. 흔히 '당뇨발'이라 일컫는 이 병은 당뇨병 환자의 발에 만성적 궤양이 일어나고, 적절한 때 치료받지 않아 심각해지면 다리 절단 외에는 달리 방법이 없다.

당뇨병은 대표적인 성인 만성질환 중 하나다. 우리나라에 500만 명 이상의 당뇨병 환자가 존재하고, 매년 2,000여 명이 당뇨발로 발을 절단하는 고통을 당하고 있다. 당뇨병을 오랫동안 앓게 되면 발의 말초신경이 죽어 발의 감각이 무뎌지고, 발에 상처가 나도 통증을 느끼지 못해 빨리 알아채지 못할 뿐만 아니라, 발에 상처가 나면 회복도 느려 결국 족부 괴사까지 진행되는 것이다. 이쯤 되면 우리가 불편하게 느꼈던 통증은 고마운 존재라는 것을 확신하게 된다. 불편한 감각을 주기는 하지만, 통증으로 우리는 더 심각한 파국을 막을 수 있기 때문이다.

세상에는 통증을 못 느끼는 사람들이 있다?

그러나 세상에는 신체 일부가 아니라 온몸의 통증을 느끼지 못하는 사람들이 있다고 한다. 통증을 느끼지 못해 '무통각증 사람들'이라고 불린다. 파키스탄의 10대 소년인 나비드는 선천성 무통각증을 앓고 있다. 사람들이 모여드는 장터에서 불에 달군 돌 위를 걸어 다니거나 위험한 칼을 휘두르다 몸을 다치지만, 전혀 아픈 내색이 없다. 나비드는 어린 나이에 지붕에서 담력을 뽐내다 떨어져 결국 사망하고 만다.

나비드의 가족들 가운데는 무통각증이 있는 사람들이 더 있었다. 관련 연구에 따르면, 이들은 통증이 없어 행복해 보이지 않았다고 한다. 몸을 다쳐도 통증이 없어 어디가 다쳤는지를 모르기 때문에, 늘 조심해하고 불안해했다고 한다. 이들은 몸을 보호하기 위해 몸의 감각 대신 살이 타는 냄새, 뼈가 부러지는 소리, 흐르는 피, 즉 후각, 청각, 시각 등 신체의 다른 감각에 의지한다. 맹장이라는 간단한 질병이 생겨도 통증을 느낄 수 없어 사망에 이르기도 한다. 선천성 무통각증이 있는 나비드의 형제와 사촌들은 대체로 10대를 넘기지 못하고 사망했다고 전해진다.

통증은 불쾌한 감각과 감정적 경험이다

국제통증연구협회IASP는 통증을 다음과 같이 정의했다.

"통증이란 실제적이거나 잠재적인 조직 손상과 연관된 불쾌한 감각과 감정적 경험이다."

여기서 주목해야 할 부분은 통증이 감정적 경험이라는 것이다. 다시 말해 통증은 누구에게나 그 크기가 동일하지 않다. 같은 정도의 화상을 입어도 어떤 사람은 별로 안 아프다고 하지만, 어떤 사람은 같은 통증으로 굉장히 괴로워하기도 한다. 사람마다 통증을 견디어 내는 능력이 다르기 때문이다. 통증 크기의 차이는 사람에 따라 다르기도 하지만, 인간이 처한 상황에 따라 달라질 수 있다. 목숨이 위태로운 전쟁터에서 싸우는 군인은 가벼운 상처뿐만 아니라, 심각한 상처를 입어도 통증을 못 느끼곤 한다. 이처럼 통증의 크기는 개인의 주관에 따라 그리고 개인이 놓인 상황에 따라 달라진다.

그뿐만 아니라 통증은 뇌가 만들어내는 출력물이라는 사실에 주목할 필요가 있다. 통증이라는 감각이 만들어지는 과정은 생각보다 복잡하다. 우리 손이 뜨거운 뭔가에 닿으면 손에 화상을 입고, 손의 통각 수용기에서 뜨거움을 느껴 신경 자극이 이루어진다. 이러한 신경 자극은 척추 안에 있는 척수를 통해 뇌로 전달되고, 뇌는 과거 화상에 대한 경험과 현재 손이 느끼는 열의 위험 정도를 종합적으로 고려해 뇌에서 통증 정도를 판단한다. 이처럼 통증은 객관적인 위험 정도라기보다는 뇌가 판단해 느끼도록 하는 결과물^{출력물}이다. 즉, 통증은 뇌가 판단하는 산출물로, 뇌가 어떻게 판단하느냐에 따라 우리는 통증을 달리 느끼게 된다.

앞서 통증에 대한 정의에서 '잠재적인 조직 손상'이라는 표현이 있다. 몸에 상처가 생기지 않아도 과거 경험으로 인해 통증을 느끼기도 한다. 실제 있었던 사례다. 1995년 피셔라는 29살 청년은 건설 공사장의 높은 곳에서 뛰어내리다 잘못해서 긴 못을 밟게 된다. 청년은 신발을 뚫고 나온 못을 보고 엄청난 통증을 호소했다. 청년이 응급실에 도착하자 의료진은 극심한 통증을 호소하는 그에게 진통제를 주사하고 조심스럽게 신발을 제거했다. 그런데 긴 못은 발가락을 비켜서 신발만 관통한 사실을 발견했다. 이처럼 통증은 실제 손상이 없어도 과거 경험에서 유추해 감각으로 느끼기도 한다.

통증이 쾌락이 될 수도 있다?

18세기 철학자 제러미 벤담^{Jeremy Bentham}은 "인간은 자연법칙에 따라 고통과 쾌락이라는 두 절대권력의 지배를 받는 존재다"라고 이야기했다. 고통^{통증}과 쾌락이 따로 있는 것이 아니라 함께 있을 수 있으며, 상대적인 감정이라는 것을 간파한 말이다. 실제 영국의 한 연구팀은 고통이 쾌락이 될 수 있다는 '쾌락 전환 가설'을 입증해 냈다. 이 연구팀은 두 그룹의 실험참가자 중 한 그룹에는 피부에 약한 열 자극에서 센 열 자극을 가하고, 다른 그룹에는 센 열 자극에서 약한 열 자극을 가했다. 후자 그룹은 약한 열 자극을 받자 안도감에 '기분 좋은 통증'을 느꼈다고 한다. 뇌과학자들의 연구에 따르면, 인간의 뇌는 신기하게도 일정한 상황에서 덜 고통스러운 선택을 할 경우, 통증을 기분 좋게 인식한다고 한다.

통증은 되도록 피하고 싶은 감정이지만, 알고 보면 몸이 불편하다는 구조신호를 보내는 것이다. 몸의 구조신호에 스스로 둔감하거나 구조신호를 무시하는 경우, 우리는 예상치 못한 더 심각한 상황에 직면하게 된다. 그러한 의미에서 통증은 몸이 우리에게 위험을 알려주는 꼭 필요한 감각이다.

몸의 구조신호는 다양하게 나타날 수 있다. 가벼운 불편함일 수도 있고, 심각하지만 일시적인 통증일 수도 있다. 또는 주기적으로 반복되는 통증의 신호일 수도 있다. 우리는 몸 어딘가에서 지금도 구조신호를 보내는 것은 아닌지 관심을 가지고 귀를 기울여야 한다. '아직 심각하지는 않으니까 괜찮겠지', '중요한 일들을 마무리하고 병원에 가봐야지', '나이가 들면 원래 다들 아프다는데 이러다 말겠지' 하는 생각은 통증과 병을 키울 뿐이다.

통증이 낫지 않고 지속되면 만성통증으로 변하고, 통증 부위도 넓어질 수 있다. 또한, 통증의 경험은 앞서 피셔의 사례에서 보듯 실제 발생하지 않은 상해 위험에도 지레 통증을 느끼기도 한다. 초기 통증에 충분히 몸을 쉬도록 하고, 혹시 잘못된 자세는 없는지 점검해서 원래대로 몸을 회복시키는 습관이 중요하다. 바른 자세는 어떻게 해야 하고, 몸을 회복시키는 방법에 대해서는 Part 04에서 자세히 다루고자 한다. 우리 몸이 보내는 첫 구조신호를 놓치지 말아야 한다.

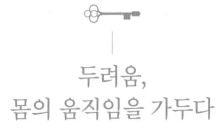

두려움,
몸의 움직임을 가두다

어느 날 센터에 30대 여성 K가 허리통증으로 찾아왔다. 허리통증이 오기 전까지 세 아이의 엄마인 그녀는 남부러울 게 없는 단란한 가정의 주부였다. 그녀의 통증은 바로 골프에서 시작되었다. 여느 날과 다를 것이 없었던 어느 날 아침, 그녀는 갑자기 허리통증으로 꼼짝하지 못하게 되었다. 결국 난생처음 119의 도움을 받아 응급실로 향했다.

병원에서 실려 간 K는 통증 주사를 맞고 고통이 진정되자 퇴원 절차를 밟았다. 준비 없이 응급실을 통해 입원이 진행된 탓에 퇴원할 때는 날이 추웠지만 옷을 따뜻하게 입지 못했다. 집으로 오는 길에 한기를 느꼈는지 K는 갑자기 재채기가 나오려고 했다. 그런데 재채기하려는 때 순간적으로 얼음물에 두 다리를 담근 듯한 차가움을 느끼며, 그 자리에서 쓰러져 병원에 다시 입원했다.

아플 것 같아서 아파요!

병원에 입원해서 통증 치료가 다시 시작되었다. 병원에서는 디스크 탈출 재발 우려로 절대 안정을 권유했다. K는 순간적이었지만 두 다리에 느꼈던 차가움을 잊을 수가 없었다. 두 번 다시 경험하고 싶지 않은 느낌이었다. K는 평생 이렇게 살 수 없다고 마음먹고 여기저기 병원들을 찾아다녔지만, 허리통증은 사라지지 않았다. 또한, K는 재채기에 대한 두려움이 있었다. 재채기하려고 하면 벽이든, 기둥이든 어딘가를 두 손으로 잡고 재채기하려 했으나, 실제 재채기는 나오지 않았다.

이곳저곳 병원에 다니고, 스스로 학습한 허리통증에 대한 지식은 K의 두려움을 더욱 키웠다. 다시 디스크 탈출이 있게 되면 방사통이 더 심해지고, 최악의 경우 다리 마비가 올 수 있다고 의사가 이야기했기 때문이다. K는 움직임에 대한 극도의 두려움과 공포감이 있었다. 또다시 디스크 탈출에 다리가 마비될 것 같은 두려움에 그녀는 움직임을 극도로 제한했다. 그녀에게 아프지 않지 않는 범위에서 몸을 움직여보라고 하면, 그녀는 "그러면 아플 것 같아서 아파요"라고 답했다.

어떤 움직임을 해보라고 이야기하면, 하면 아플 것 같다고 말하면서 몸을 움직이지 못했다. 통증의 두려움에 갇힌 그녀에게 두려움에 대한 민감도를 떨어뜨리는 것이 시급했다. 허리를 아파하는 그녀에게 편안한 자세에서 자연스러운 호흡으로 허리의 긴장을 풀게 했다. 호흡으로 갈비뼈가 마치 아코디언처럼 편안하게 움직이며, 척추는 조금씩 움직이고 있었다. K만 이 사실을 모르고 있을 뿐이었다. 허리가 움직여서 통증이 있는 것이 아니다. 통증은 그녀의 두려움에서 기인하고 있었다.

통증에 대한 두려움이 크면 몸을 움직이는 데 극도의 불안을 느낀다. 병원에서도 운동 등 몸을 움직이는 것을 자제시키며 절대 안정을 권유한다. 그러나 운동 재활 현장에서 오래 일해본 경험으로 운동까지는 아니어도 움직임은 여전히 필요하다. 단, 통증이 없는 정도의 움직임이어야 한다. 통증으로 움직이지 않으면 근육, 관절, 근막 등이 움직임을 잃어버린다. 움직임을 잃어버리면 가동 범위가 줄어들어 드는 악순환이 시작된다. 통증 없이 자신이 움직일 수 있고, 실제 조금씩 움직여 근육과 근막 그리고 관절의 가동 범위를 회복해야 한다.

K는 불과 1~2mm 정도로 아주 조금만 허리를 움직이는 것을 통해 움직여도 아프지 않다는 사실을 알게 되었다. 그리고 움직임을 조금씩 늘려갔다. 필자는 옆에서 "거봐, 아프지 않잖아요", "허리 아픈 사람 맞아요?"라며 그녀에게 농담을 건네고, 움직임을 격려해주었다. 그녀는 조금씩 움직이는 범위를 넓혀 운동 재활에 집중했고, 통증 없이 움직임 회복이 어느 정도 되자 센터에 더 이상 모습을 보이지 않았다. 그녀는 지금도 잊을 만하면, "선생님! 요즘 아프지 않고 잘 살고 있어요" 하며 안부 카톡을 보내곤 한다. 더 이상 그녀를 센터에서 볼 수 없지만, 일상에 만족하며 잘 살고 있다는 사실만으로 필자는 행복할 따름이다.

앉지 못하고 서서 공부한 변호사 시험 수험생

통증이 움직임을 가둔 사례로 변호사 시험 준비생도 빼놓을 수 없다. 20대 후반 그녀는 로스쿨 졸업생이다. 한 번의 변호사 시험 실패를 겪어서, 이번이 재도전이다. 나이가 많은 편은 아니지만, 그래서 그랬을까? 변호사 시험 재수에 큰 심적 부담을 안고 있었다. 이번 시험에서는 반드시 통과해야 한다는 압박감이 옆에서도 느껴졌다.

그녀에게는 허리통증이 있었다. 아팠다 아프지 않기를 반복했지만, 그래도 견딜 만했다. 그런데 어느 날 침대에 한쪽 발을 올리는 과정에서 엉치뼈 부근에서 엄청난 통증을 느꼈다. 병원에서는 통증 치료와 안정을 권유했다. 변호사 시험 일자는 자꾸만 다가오는데, 그녀는 앉지를 못했다. 앉으면 꼬리뼈 주위에서 통증이 왔기 때문이다. 꼬리뼈 통증으로 결국 그녀는 하루 10시간 시험 준비를 앉지 않고 서서 공부했다.

그녀는 마침내 변호사 시험을 마치고 센터를 방문했다. 오랫동안 앉지 않아 고관절의 가동 범위가 좁아져 있었다. 가동 범위를 넓히려 했지만, 앉는 동작 자체에 대한 극도의 두려움이 있어 누워서 앉는 동작을 하고 시간을 조금씩 늘려갔다. 누워서 허공에 한쪽 다리로 앉은 자세를 조심스럽게 해보도록 했다. 통증 없이 앉는 자세가 가능해지자, 이번에는 서서 벽에 등을 기대고 앉는 자세를 조금씩 늘려갔다. 꼬리뼈 통증에 대한 두려움으로 의자에 앉지는 못했지만, 앉는 것과 유사한 스쾃 동작은 가능했다. 고관절 가동 범위를 늘려가면서 앉아도 아프지 않을 수 있다는 확신을 갖도록 했다.

앉는 것에 대한 두려움이 있던 그녀는 앉는 것과 유사한 동작을 통해서 앉는 것에 대한 두려움으로부터 빠져나올 수 있었다. 그리고 앉는 움직임을 회복하는 기쁨을 누렸다. 움직임 회복이 이루어지자 그녀 역시 센터에 모습을 보이지 않았다. 그녀로부터 변호사 시험 결과를 듣지 못했지만, 무소식이 희소식이라는 말처럼 왠지 분명히 붙었을 것이라는 확신이 든다.

통증에 대한 두려움이 몸을 가두다

"이러면 아플 것 같아서 아파요!"

통증을 겪어보지 않은 보통 사람은 '어법이 안 맞는 말 아닌가?'라고 생각할 것이다. 통증이 있는 사람들은 자신만의 언어를 만들어낸다. 살면서 이전에 겪어보지 못했고, 남이 대신 아파줄 수 없고 자신이 오롯이 견디어내야 하므로, 통증에 대해 설명하는 언어는 고유성을 갖는다. 통증에 대해 속 시원하게 말하기란 쉽지 않다. 가족조차도 고통에 관한 이야기를 듣고 싶어 하지 않을 수 있기 때문이다. 아픔을 느끼는 정도, 방법, 감각이 모두 달라서 통증 재활 현장에서 만난 사람들의 통증과 관련된 언어와 표현은 창조적이라는 생각마저 들게 한다.

세 자녀의 엄마와 변호사 시험 수험생의 사례에서 봤듯이, 한번 경험한 통증에 대한 두려움은 몸을 가두게 만든다. 근육, 근막, 관절은 사용하지 않으면 약해지고, 한번 약해지면 움직이기가 더욱 어려워진다. 두려움에 갇힌 나머지 용기를 내어 움직이려고 하기보다는 덜 움직이고, 안 움직이려 하면 결국 못 움직이는 결과를 초래한다.

통증에 대한 두려움이 일상의 움직임을 가둘 때, 잊지 말아야 할 부분이 있다. 통증이 있는 부위의 모든 움직임이 통증으로 이어지지 않는다는 사실이다. 우선 호흡부터가 움직임이다. 몸을 충분히 이완하고, 통증 부위의 1~2mm만 미세하게 움직이는 것부터 시작해 볼 수 있다. 1~2mm를 움직였을 때 안 아프다면, 다시 1~2cm를 움직여보자. 그렇게 움직임의 크기를 조금씩 넓혀간다. 꼬리뼈 통증의 사례에서처럼, 앉을 수 없다면 눕거나 서서 앉는 것과 유사한 동작을 천천히 하면서 앉는 동작의 두려움을 극복할 수 있다.

두려움이 움직임을 가두지만, 정작 두려움을 극복하는 첫 실마리 또한 아주 작은 움직임의 시작이다. 이때 주의할 것은 통증을 느끼지 않는 범위에서의 움직임이라는 사실이다. 또한, 통증 부위의 움직임과 다른 주변 근육, 근막, 관절의 움직임도 차츰 함께 넓혀 나가야 한다. 재활 현장에서 자주 받는 질문 중 하나가 움직임의 횟수와 강도인데, 자주 아프지 않게 하는 것이 가장 중요하다.

만성통증 해법,
미궁에 빠지다

눈에 보이는 적은 그다지 무섭지 않다. 인간을 진짜 두렵게 하는 것은 실체가 보이지 않는 것이다. 통증도 마찬가지다. 상처가 나서 피가 나는 것은 두려움의 대상이 아니다. 수일이 지나 상처가 아물면 아프지 않다는 것을 알기 때문이다. 이처럼 일상에서 눈에 보이는 손상으로 인한 통증은 우리 삶에 큰 문제가 되지 않는다. '앞으로 조심해야지 또는 좀 더 주의해야겠다' 정도로 끝난다.

진짜 문제는 만성통증이다. 앞서 통증에서 다루었듯 만성통증은 3개월 이상 지속되거나 계속 재발하는 통증이다. 만성통증 전문가 안강은 만성통증과 통증을 다음과 같이 구분했다.

"통증 자체는 병이 아니지만, 경보장치의 고장으로 발생하는 과도한 통증은 병이다. 이것이 바로 만성통증이다."

만성통증은 원인이 불분명하다

만성통증이 힘들고 두려운 이유는 그 원인의 불분명에 있다. 가령 허리통증에서 디스크 탈출의 경우, MRI 촬영 영상을 보면 디스크가 튀어나온 것을 확인하고 이것이 통증의 원인이라고 하지만, MRI상으로 같은 정도의 디스크가 튀어나와도 통증을 느끼지 못하는 사람이 적지 않다. 신체 구조만으로 만성통증을 설명하지 못한다는 단적인 증거다.

답답한 것은 병원이 아니라 통증 환자 자신이다. 통증 치료에 실망한 사람은 이 병원 저 병원을 찾아다닌다. 진료 의사는 시술이나 심각할 경우 수술을 권유하며, 무리하지 말고 많이 걷고 스트레칭 등 운동하라고 하지만, 집에 오면 무엇을 어디부터 시작해야 할지 갈피를 잡을 수 없다. 유튜브에서 이런저런 동영상을 보고, 이것저것 시도해보지만, 딱히 효과를 보지 못한다.

통증으로 죽는 사람은 없지만,
통증의 고통으로 죽음을 선택하는 사람은 상당하다

만성통증은 삶의 질과 밀접하게 관련이 있다. '통증으로 죽은 사람은 없다'라는 말이 있다. 이 말은 맞는 말이기도 하고, 틀린 말이기도 하다. 통증 자체만으로 죽음에 이르는 일은 없다. 그러나 통증이 고통스러워 극단적인 선택을 하는 경우는 생각보다 많다. 대한통증의학회가 전국 만성통증 질환자 833명 대상으로 한 조사에 따르면,

응답자의 42%가 극심한 통증으로 인한 자살 충동을 느끼고, 10명 중 1명은 실제 극단적인 선택을 한다.

만성통증은 평균 수명이 지속해서 증가하는 고령화 사회에서 건강 수명을 늘리지 못하는 주범이다. 오래 살수록 고통스럽다면, 장수는 분명 축복이 아닌 비극이다. 자신만 힘든 것이 아니라, 가족과 주변 사람들에게도 폐를 끼치기 때문이다. 아무리 장수를 원하더라도 고통 속에서 오래 살고 싶은 사람은 단 한 사람도 없을 것이다.

신경계의 민감화가 만성통증의 주범이다?

그렇다면 상처가 아물었는데도 왜 통증은 지속될까? 만성통증은 왜 발생하는가? 이 질문에 대해 의학계는 명쾌한 답을 내리지는 못하지만, 부분적으로 원인의 가능성을 제시하고 있다. 이 중 대표적인 것이 '중추 민감화^{중추 감작, central sensitization}'다. 어려운 말이지만 쉽게 설명하면 다음과 같다.

뇌와 척수로 구성된 중추신경계는 우리가 느끼는 감각을 수용해 운동 기능과 생체 기능을 조절한다. 문제는 뇌와 척수에서 일정한 어떤 자극에 대해 과민하게 되고, 통증을 왜곡시켜 증폭한다는 것이다. 그럼 꾀병이 아닐까 싶지만, 중추 민감화가 있는 사람은 실제 통증을 느끼고, 통증으로 인해 신체에 다양한 변화를 겪기 때문에 꾀병과는 분명히 다르다. 극단적인 경우에는 통증이라고 느낄 만한 유해자극이 없는데도 통증을 느낄 수 있다. 앞서 세 자녀의 엄마가 이야기했던 "이러면 아플 것 같아서 아파요!"라는 말을 기억할 것이다. 실제 통증이 일어나지는 않았지만, 특정 동작을 상상하는 것만으로, 또는 움직이려고만 해도 통증을 느끼는 경우다.

다수의 의료전문가는 근육, 관절, 인대 등에 만성적인 통증을 일으키는 섬유근육통을 이러한 중추 민감화 질병으로 지목한다. 섬유근육통의 대표적인 증상은 전신의 통증으로, 몸이 뻣뻣하게 느껴지고 온몸과 사지가 은근히 기분 나쁘게 아프다. 이 밖에 섬유근육통이 있으면 전신의 피로감도 호소한다. 자도 피곤하고, 쉬어도 피곤하다. 이쯤 되면 오랫동안 만성통증을 앓은 사람들은 모두 내 병이 아닌가 하는 의심이 들 정도다.

지금까지 살펴보면 만성통증은 3개월 이상의 통증으로, 질병이라는 사실은 명확해 보인다. 그러나 이유 없이 지속되는 만성통증에 대한 해법은 명확해 보이지 않는다. 의료전문가들은 만성통증 환자가 지속해서 늘고 있지만, 기존의 치료법만으로는 통증 문제를 해결하는 데 한계가 있다는 사실을 깨닫기 시작했다.

사회적 유대가 만성통증의 진통제 역할을 한다

신체의 문제가 아니라면 어떤 요인들이 만성통증을 일으키는가? 사회적 통증 이론은 통증에 새로운 관점을 제시하고 있다. 미국 UCLA 연구팀은 사회적 거부 실험을 통해 심리적인 고통이 물리적 통증과 동일한 뇌 반응을 일으킨다는 사실을 확인했다. 이들 연구에 따르면 사이버볼cyberball이라는 온라인게임에 참여한 대학생들이 특정 참여자를 의도적으로 소외시키는 경우, 소외된 학생의 뇌에서 물리적 고통을 느끼는 부위가 활성화되었다. 이 실험으로 만성통증 치료에 있어 새로운 치료법인 '생물심리사회적 모델'이 주목받기 시작했다.

연구에 따르면, 사회활동을 적극적으로 참여하는 것에 기반한 사회적 유대가 높은 사람이 만성통증을 상대적으로 잘 견딘다. 2010년 옥스퍼드 대학 심리학자 연구팀은 팀워크가 통증 역치를 높인다는 사실을 확인했다. 이 연구에 따르면, 대학생 조정팀에서 선수를 선발해 각자 노를 저었을 때와 팀워크로 함께 노를 저었을 때, 팀워크로 노를 저은 팀원들이 2배 가까이 통증을 더 견디어냈다. 사회적 유대가 만성통증의 진통제 역할을 하는 것이다.

스트레스, 만성통증의 주범이다

이처럼 사회활동 참여와 사회적 유대는 만성통증 완화에 도움이 된다. 반대로 만성통증을 악화시키는 사회적 요인도 존재한다. 스트레스가 대표적이다. 스트레스가 만병의 근원이라는 사실은 모두가 알고 있다. 현대인의 삶은 스트레스로 가득 찼다고 해도 과언이 아니다. 직장에서의 치열한 경쟁, 자기 적성에 맞지 않아 의미 없는 하루하루 일과, 늦은 결혼과 출산에 따른 자녀 양육 부담, 조기 은퇴하거나 은퇴의 위험이 있지만 평균 수명연장에 따른 부모 부양 부담 기간 증가, 사회안전망 약화 등이 그것이다. 한편 스트레스는 성인에게만 국한되지 않는다. 청소년은 청소년대로 대학 진학에 따른 학업 스트레스도 만만치 않다. 의료전문가들은 스트레스로 인한 각종 통증에 '심인성'이란 용어를 붙이곤 한다.

스트레스는 신체에 다양한 영향을 미친다. 스트레스로 자율적인 조절 과정인 인간의 항상성은 깨어지고, 교감신경이 활성화되면서 몸의 긴장과 흥분이 지속되어 자세의 안정화는 약해지고, 긴장된 근육은 뻣뻣해져 움직이지 않게 된다. 과도한 근육과 근막의 긴장은 결국 통증에 이른다. 이뿐만 아니다. 스트레스는 시상하부, 뇌하수체, 부신피질의 축을 통해 관련 호르몬을 분비한다. 대표적인 호르몬이 코티솔이다. 만성적인 스트레스는 코티솔을 과다 분비해 근력 감소, 뼈의 약화, 지방증가 면역력 약화 등을 일으킨다. 이뿐만이 아니다. 비만, 당뇨 고혈압 등 만성질환의 위험을 높이고, 우울증, 만성 피로 등 정신과 신체에 모두 부정적인 영향을 미친다.

만성통증은 매우 고약한 질병이다. 정통적 방법만으로는 치료에 한계가 있다. 심리적 사회적 요인을 가미된 새로운 치료 모델이 주목받고 있지만, 모두가 성공하는 것은 아니다. 이 점에서 만성통증의 해법은 미궁에 빠졌다고 할 수 있다. 해법이 미궁에 빠졌다고 삶의 포기를 강요받을 수는 없다. 만성통증의 크기와 상관없이 우리의 삶은 지속되어야 하기 때문이다. 만성통증에 항복하고 살 것인지, 아니면 만성통증을 적당하게 관리하면서 살아갈지 우리는 선택의 갈림길에 있다. 다음에서 그 선택의 열쇠가 무엇이고, 어떻게 사용할 수 있는지 알아보자.

통증 악순환,
열쇠는 자신에게 있다

　센터를 찾는 사람들은 절망 한가운데에서 찾아온다. 또는 대체로 '병원도 신통치 않은데, 여기서 정말 통증이 나을 수 있을까?' 하며 반신반의한 표정이다. 그분들에게 언제부터, 어떻게 불편함이 시작되었는지 또는 통증이 발생했는지 이야기를 듣는다. 앞서 이야기한 것처럼 통증은 개별성이 있다. 누구나 다른 통증을 다른 정도로 느끼고, 다르게 표현한다. 통증이 시작되는 비슷한 상황은 있어도 동일한 상황은 없다. 통증의 표현 또한 모두가 제각기 다르다. 때로는 수십 분에서 때로는 한 시간 이상 이야기를 듣는다. 가족에게도 자신의 고통을 느끼는 그대로 이야기하기 어려운데, 하물며 생전 처음 보는 전문가 앞에서 이처럼 솔직히 이야기할 수 있나 싶을 때도 있다. 이야기 마지막에 이들은 모두 절절한 마음으로 이야기한다.

"선생님, 꼭 낫고 싶어요."

"선생님, 도와주세요!"

그럴 때 필자는 단호하게 이야기한다.

"통증을 고치는 것은 바로 자신입니다."

"통증은 스스로만 고칠 수 있어요. 저는 옆에서 도와 드릴게요."

이렇게 이야기하면 처음에는 알쏭달쏭 또는 의아한 표정을 짓는
다. 보이지 않는 적인 통증과 싸우는 일은 보통 힘든 일이 아니다. 전
문가는 옆에서 바른 자세를 통한 바른 움직임을 회복할 수 있는 등
불을 비출 뿐, 통증을 마주하며, 친구가 되고, 그리고 관리하는 것은
바로 자신이기 때문이다.

운동전문가가 아무리 옆에서 전문지식과 임상경험을 활용해 조언
한다고 하더라도 잠자기 쉬운 심부근이나 속근육을 1mm씩 깨우는
것은 통증을 느끼는 자신이다. 전문가가 보기에 분명히 자고 있던
근육이 깨이고, 횡격막과 갈비뼈가 움직이면서 움직임 회복을 이루
어나가고 있다고 생각하지만, 통증의 두려움으로 전문가의 말을 믿
지 못하면, 재활운동은 효과를 내기 어렵다. 이러한 의미에서 운동
의 주체는 통증을 느끼는 자신이 되어야 한다.

만성통증은 파국적인 상상을 불러일으킨다

만성통증이라는 감당이 되지 않는 고통을 마주할 때, 사람들은 2가지 행동 패턴을 보인다. 경험해보지 못한 통증이 만성화되면 파국적인 생각에 사로잡히게 된다.

'만약에 낫지 않으면 어쩌지?'

'지금처럼 통증이 있으면 과연 일을 할 수 있을까?'

'이렇게 아픈 바에야 사는 것이 의미가 있나?'

'앞으로 수십 년 계속 아파야 한다고? 가정은 꾸릴 수 있을까?'

이러한 파국적인 생각과 상상은 그 자체가 스트레스일 뿐만 아니라, 우울증을 유발한다. 사람들을 덜 만나게 되고 사람들과 유대적 관계는 헐거워진다. 통증에 민감해진 나머지 온종일 통증만 생각한다. 통증과 이에 대한 두려움으로 자신을 스스로 가두고 움직임도 줄인다. 몸의 움직임이 덜해지면 근육, 근막, 관절들의 운동성이 떨어지고, 이러한 것이 또다시 통증을 불러일으켜 무력감에 빠지게 된다.

통증으로 센터를 찾은 사람들의 일부는 파국적 상상과 이어진 우울증과 무기력감으로 인해 운동 재활에 실패하는 예도 있다. 반면 운동 재활에 성공하고 움직임을 회복해 일상으로 복귀한 사람들은 다음과 같은 특징을 가지고 있었다.

1시간 또는 그 이상의 상담_{어찌 보면 일방적인 하소연이 많다}을 하면, 마음과 감정이 한결 가벼워지는 느낌을 받는다. 그때 필자는 지금 느끼는 통증을 공감해주고, 그동안 봐왔던 통증으로 고통스러워했던 사람들의 이야기를 해준다.

"선생님, 어떻게 그런 표현을 아세요?"
"그분 통증이 나아지셨나요?"
"나도 나아질 수 있을까요?"

이러한 질문에 내 대답은 한결같다.

"그럼요. 나을 수 있어요."
"완전히는 아니어도 일상생활은 충분히 유지할 수 있습니다."

필자의 말을 믿었든, 스스로 확신이 생겨서든, 운동 재활을 통해 자신의 통증이 감당할 수 있을 수준으로 나아질 수 있다고 믿고, 재활운동 지침에 따라 호흡과 긴장 완화부터 아주 작은 움직임이 시작된다. 한 호흡 한 호흡, 한 동작 한 동작을 해내는 사람에게 필자는 응원이 섞인 농담을 보낸다.

"아픈 거 맞아요?"
"통증이 사라졌나 봐요!"

통증에 대한 두려움을 떨쳐내고 움직임을 회복하면, 필요한 근육에 근력 운동을 보탠다. 집에서도 열심히 재활운동을 하면 효과는 배가 된다. 그리고 일상으로 복귀해 어느 순간 센터에 오지 않아도 된다.

똑같은 통증이 있어도, '이 통증은 나을 수 있어. 분명히 나아질 거야'라고 생각하는 사람과 '의사 선생님이 움직이지 말라고 했는데, 내가 오늘 조금 움직여서 다시 아파진 것 같아. 더 아프면 어쩌지? 왠지 통증이 평생 갈 거 같아'라고 생각하는 사람은 엄청난 차이를 나타낸다. 전자는 통증을 느껴도 참을 만하고, 참을 수 있다고 느낀다. 운동 재활이 효과가 있고, 움직여도 실제 통증은 크지 않다고 생각한다. 이렇게 생각하는 사람은 대체로 재활운동에 성공해서 일상생활로 복귀한다. 훗날 통증으로 고통스러웠던 삶은 안부를 나누며 소환하는 추억거리가 된다.

그러나 모두가 운동 재활에 성공해서 일상생활로 복귀하는 것은 아니다. 전문가로 지지하고 재활운동에 대해 다양한 조언을 하지만, 움직임이 조금씩 좋아지는데도 센터에 나오지 않는 사람들도 있다. 과도한 지식이 운동 재활에 방해가 되어 움직임 회복에 어려움을 겪는 경우도 종종 있다.

최근 어릴 때 제대로 기고 놀며 움직임을 익히지 않은 세대가 본격적인 직장인으로 진입하면서 허리통증, 어깨통증으로 센터를 방문하는 연령이 낮아지고 있다. 검색과 유튜브를 통한 학습이 능수능란한 새로운 세대는 유사 질환이 있는 사람들끼리 모여 자신의 통증에 대해 학습도 한다. 엄청난 지식으로 무장한 이들은 코어근육 강화, 몸의 안정성 등 자기 몸 상황과 재활계획에 대한 설명으로 전문가조차 놀라게 한다. 이들은 센터를 방문하기 전에 완벽한 운동 재활모델과 재활치료의 프로세스를 머릿속에 이미 그리고 있다.

호흡에 집중하라고 하고, 작은 움직임을 느껴보라고 하면, 정작 이들은 움직임을 느끼지 못한다. 움직임은 몸이 하고 그것을 자신이 스스로 느껴야 한다. 근육, 근막, 관절의 움직임과 가동 범위, 그리고 호흡을 하나하나 체득해야 비로소 정상적인 움직임이 회복된다. 과도한 정보와 지식이 몸을 가두어 운동 재활에 방해가 된 사례다.

만성통증의 열쇠는 자신에게 있다

통증의 두려움이라는 감옥에 자신을 스스로 가두어 통증의 악순환에 빠질 것인지, 아니면 통증의 두려움으로부터 한 발 한 발 걸어 나올지 열쇠는 자신에게 있다. 의사도, 운동전문가도 그 열쇠를 쥐고 있지 않다. 전문가는 통증으로 고통받는 사람에게 통증의 악순환 사슬을 끊을 수 있는 열쇠를 스스로가 쥐고 있다는 사실을 알도록 옆에서 도와주는 사람일 뿐이다. 이처럼 통증의 악순환을 끊는 열쇠는 이미 자신의 손안에 있다. 단지 미처 그 사실을 깨닫지 못하고 있을 뿐이다.

통증에 갇힌 몸,
위로가 먼저다

　살면서 한 번이라도 목, 허리, 어깨, 무릎 등에 지독한 통증을 느껴본 사람이면, 통증이 가져오는 우울함과 두려움이 사는 것보다 힘들다는 말에 고개를 끄덕인다. 때로는 아픈 부위를 도려내거나 심지어 잘라버리고 싶다고 주저 없이 말하는 이들도 있다. 통증은 사람의 정신을 피폐하게 만든다. 통증을 감당하기 어렵거나 만성적인 통증의 무게로 자기 삶에 미래가 없다고 성급히 판단한다. 때로는 통증이 생기게 된 원인이나 원인을 제공한 다른 누군가를 원망하기도 한다. 심각한 만성통증에 갇힌 사람들의 비전은 출구 없는 터널 속에서 날로 좁아지게 마련이다.

　센터를 찾는 만성통증 환자를 마주할 때 필자는 기회가 있을 때마다 묻곤 한다.

"몸을 위로해준 적이 있나요?"

"선생님만큼 어쩌면 그 이상 몸은 힘들었어요. 선생님이 알아채지 못했을 거예요."

"몸은 분명히 선생님에게 아프다는 신호를 보냈을 거예요."

몸은 일생을 보여주는 '성적표'다?

몸은 마음보다 정직하다. 사용한 만큼의 흔적이 몸에 오롯이 남는다. 통증의 신호를 무시하고 몸을 잘못 써오는 과정에서 불편함과 통증은 몸에 문신처럼 남겨진다. 자기 몸을 어떻게 써왔는지, 통증이 심해지는 과정에서 자신은 무엇을 했는지, 찬찬히 생각해보라고 환자를 다독인다. 몸은 일생을 자신이 어떻게 써왔는지를 말해주는 일종의 '성적표'이기 때문이다.

그러한 의미에서 몸은 위로받아 마땅하다. 어찌 보면 몸은 그저 주인의 생각을 따랐을 뿐이다. 불편한 자신의 상태나 상황에도 불구하고, 자신을 아끼지 않고 주인이 시키는 대로 일했을 뿐이다. 몸은 분명 주인에게 구조신호를 보내왔다. 통증은 바로 몸의 구조신호였다. 그러한 신호를 무시한 것은 본인 자신이다. 그러니 몸에 대한 예의는 위로가 먼저다.

재활운동은 몸을 움직이는 것이지, '머리'로 하는 것이 아니다. 몸이 자연스럽게 움직여야 제대로 회복한다. 뇌가 아무리 근육, 근막, 관절을 움직이라고 해도 통증에 놀라 두려워하는 근육은 뇌의 명령을 따르지 않는다. 이때 몸에 위로하고 몸의 통증과 고통을 알아주면 놀랍게도 몸은 변화한다.

몸에 대한 위로와 인정은 통증 재활에서 드라마틱한 변화를 가져온다. 몸이 아픈데, 아픈 부위를 미워하거나 고통스러운 자신의 상황을 원망하는 것은 스트레스만 가중해 몸을 더 굳게 만든다. 결과적으로 재활에 집중하지 못해, 빠른 회복에 도움이 되지 않는다. 극심한 통증으로 우울해하며 센터를 찾아온 두 사람의 사례가 기억에 남는다.

36살의 젊은 직장인 여성이 무릎통증으로 센터를 찾아왔다. 한라산 등반이 꿈이라는 이 여성은 무릎이 고질적으로 아프기 시작하자 일은 물론, 일상생활도 힘들어하고 있었다. 여성의 신체를 자세히 살펴보니 심하지는 않지만 척추측만증이 있었다. 척추측만증으로 체중이 왼쪽으로 쏠리면서 자신도 모르게 왼쪽 다리를 많이 사용하고 있었다.

여성에게 자신의 척추측만증과 무릎통증을 앓고 있는 자기 몸에 대해 진심 어린 위로가 필요하다고 말해주었다. 척추의 측만도, 무릎통증도 스스로 원해서 만들어낸 것이 아니라, 주인이 사용하라는 대로 사용해 얻은 통증이라는 점을 이해시켰다. 몸에 대한 위로의 방식은 다양할 수 있다. 마음으로 '미안하다. 얼마나 아팠니?' 이야기할 수도 있다. 때로는 두 손으로 아픈 곳을 어루만지거나 쓰다듬으며 몸에게 말을 걸어도 좋다.

여성은 센터를 찾아올 때마다 얼굴이 점점 밝아지기 시작했다. 전에는 센터를 들어올 때 고개를 숙이고 왔지만, 시간이 지나자 반갑게 인사하면서 센터를 들어섰다. 얼굴이 밝아지자 재활운동에 적극적으로 참여했고, 집으로 돌아가서도 운동 지시를 열심히 따라 지금은 일상으로 복귀했다.

온몸의 통증으로 센터를 찾아온 선교사의 사례도 기억에 남는다. 한국에서도 사역하는 것은 몸과 마음이 모두 고달프다. 하물며 말도 통하지 않고, 문화도 다른 곳에서 사역하는 것은 상상을 초월한다. 몸도 마음도 지치고, 오랜 만성통증으로 괴로워하던 선교사에게 몸에 대한 위로를 주문했다. 자신으로 인해 자기 몸이 얼마나 고통을 받았을지 한번 몸의 입장에서 생각해보라고 조언했다.

"아, 네가 정말 힘든 줄 몰랐구나."
"앞으로 내가 더 관심을 둘게."
"아프면 우리 쉬자. 일은 나중에 해도 괜찮아."
"조금 덜해도 아무 문제 없어."
"우리 같이 열심히 재활운동해서 한라산에 가자."

이러한 몇 마디 말로 통증으로 힘들어하던 환자는 통증의 무거운 짐을 내려놓고 마음을 가볍게 한다. 마음이 가벼워지면 재활운동에 더 집중할 수 있게 된다. 과중한 업무나 해야 할 산적한 일을 잠시 옆으로 치워놓고, 그동안 외면했던 자기 몸을 위로하며, 자기 몸이 아파하는 것을 바라보게 된다.

주변 가족이나 직장 동료의 인정과 위로가 중요하다

위로와 관련해 한 가지 더 이야기하고 싶은 부분이 있다. 위로는 통증이 있는 사람이 스스로 하기도 하지만, 주변 가족이나 직장 동료로부터의 인정과 위로도 중요하다. 앞에서 설명했듯 통증은 개별적이고 주관적 감정이다. 같은 질환을 앓는 통증 환자도 통증을 느끼는 정도는 모두 다르다.

"나도 디스크 앓아 봤는데, 참을 만하던데."
"어깨 결림, 누구나 있는 거 아냐?"
"말을 해야 알지. 말을 하지 않으면 어떻게 알아?"

이런 식의 말은 자제해야 한다. 통증이 있는 사람은 말로 표현하지 않아도 몸으로, 그리고 무엇보다 표정에 모두 드러나게 된다. 임상 현장에 있으면 허리통증을 호소하는 사람들이 그토록 많지만, 이들이 느끼는 통증의 정도와 불편감을 호소하는 언어는 모두가 다르다. 그러므로 우리는 남의 통증을 함부로 판단하거나 '엄살'을 부린다는 태도나 표정을 짓지 않도록 주의해야 한다.

통증 간호 분야의 권위자인 마고 매카퍼리는 통증을 다음과 같이 정의했다.

"통증이란 지금 아픔을 경험하고 있는 사람이 말하는 모든 것이다."

통증을 느끼는 사람이 통증에 관해 설명하고 이야기하면, 우리는 온전히 그가 말하는 것을 믿어주어야 한다. 그러한 의미에서 통증 환자들은 충분히 공감받고 인정받아야 한다. 통증이라는 감각에 대한 가족과 주변인들의 공감과 인정이 없다면, 통증 환자는 아프다는 이야기를 못 하고, 더욱더 통증이라는 감옥에 갇히게 된다.

통증이 있는 사람은 자신의 고통을 오로지 혼자만 감수한다고 생각한다. 실제 함께 사는 가족도 대신 아파줄 수는 없다. 하지만 대신 아플 수 없다고, 공감하지 못하거나 인정할 수 없는 것은 아니다. 자기 몸에 대한 위로, 그리고 가족을 비롯한 주변 사람들로부터의 인정과 공감이 있을 때, 아픈 사람은 통증이라는 감옥에서 스스로 나와, 일상의 움직임이라는 회복의 첫발을 뗄 수 있다.

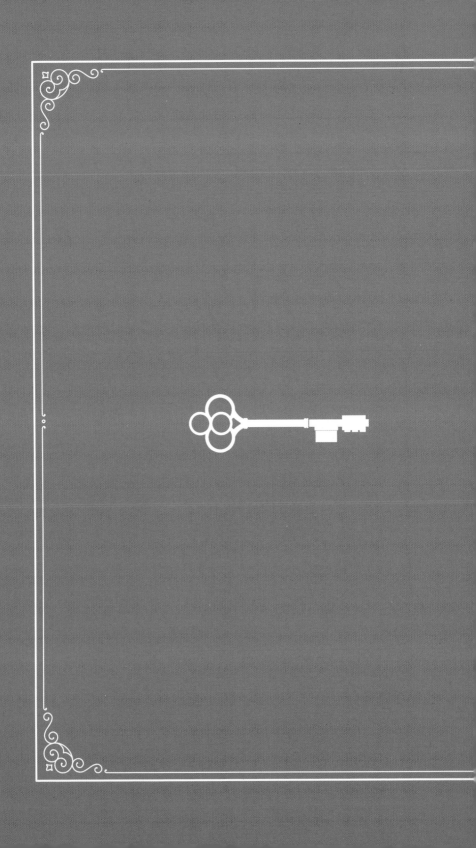

Part
03

움직임에
회복의 비밀이
숨어 있다

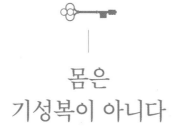

몸은
기성복이 아니다

운동 재활 현장에 자주 받는 질문이 있다.

"몇 번 하면 좋을까요?"
"얼마나 오래 해야 하죠?"

그때마다 필자는 이렇게 답한다.

"통증이 없는 한 자주 하세요"
"횟수와 시간은 중요하지 않아요!"

다들 원하던 답이 아니라는 표정이다. 통증과 두려움에 강박이 클수록 숫자에 더 집착하는 경향이 있다. 이러한 강박적인 질문을 받아보면 2가지 생각이 든다.

'여전히 자기 몸의 주인이 되지 못했구나!'
'통증 악순환의 열쇠가 자신에게 있다는 사실을 모르는구나!'
'아직 선생님에게 도와달라고 의지하고 있구나!'

기성복 같은 재활운동은 없다!

만성통증에 시달리는 사람들이 늘어나면서 온갖 PT, 운동 재활방법과 관련 정보들이 늘어나고 있다. 이들은 '막연한' 해법보다는 뭔가 명쾌한 운동 지침이 자신의 통증을 사라지게 한다고 믿고 있다. 때로 어떤 통증에는 특정 자세가 좋다고 주저 없이 이야기하고 여과없이 받아들인다. 틀렸다고 말할 수는 없지만, 오랜 현장 경험을 통해서 필자가 터득한 것은 개인에게 기성복 같은 재활운동은 없다는 사실이다. 그리고 이 점은 통증이 있는 사람이 스스로 깨달아야 한다.

동일한 기성복도 개인의 체형에 따라 옷맵시가 달라진다. 사람마다 체형이 다르기 때문이다. 더 놀라운 것은 심지어 같은 사람의 손과 발도 모양이 서로 다르다는 사실이다. 앞서 필자가 가죽 신발에 발을 맞추는 어리석은 일을 했듯이 말이다. 사람들은 몸만 다른 것이 아니다. 같은 허리통증도 느끼는 정도가 다르고, 아픈 부위나 통증에 관해 설명하는 방식도 모두 제각각이다.

이러한 개별성 뒤에는 맞춤형 재활운동의 필요성이 있다. 여기서 맞춤형이란 통증이 있는 사람이 '스스로' 근육, 근막, 관절의 움직임을 느끼도록 하는 것이다. 당사자 본인이 움직임을 읽어내지 못하고 전문가에게만 의존하면, 완전한 재활이 어려워진다. 전문가가 24시간 365일 함께 있어 주지 못하기 때문이다.

움직임이 어느 정도 회복되어 근력 강화나 운동을 다양하게 할 경우, 횟수와 강도는 여전히 본인의 상태에 따라 다르다. 모든 사람에게 몇 세트, 몇 회의 운동 비법은 존재하지 않고, 바람직스럽지도 않다. 그보다 일상의 움직임을 회복하고 약해진 근육의 근력을 키워 인접 근육과 균형 맞추고, 원활한 관절 가동 범위를 확보하는 것이 중요하다.

유아기에는 충분히 기어야 좋다

연령대와 무관하게 근육과 근막의 움직임 그리고 관절의 가동 범위가 중요하지만, 연령에 따라서 조금 더 관심을 가져야 할 부분이 있다. 먼저 유아기는 부모나 보호자가 옆에서 유아를 관심 있게 지켜봐야 한다. 특히, 충분히 기는 동작이 중요하다. 요즘 유아용품이 발달하면서 제대로 기기도 전에 앉아버리곤 한다. 때로는 수백만 원의 고가 유모차에 의존해서 아이들의 기는 연습이 부족한 편이다. 두 손과 두 발 그리고 무릎을 이용해 기는 것은 직립 보행을 위한 가장 기초적인 움직임이기도 하다. 유아기에 빨리 걷는 것 이상으로 기는 것이 중요하다.

놀랍게도 기는 동작은 우리 몸의 전신을 움직이게 한다. 직립 보행이 아닌 네발로 기기 때문이다. 팔다리 등 사지와 몸통이 하나처럼 유기적인 움직임을 만들어낸다. 온몸을 고루 움직이기 때문에 균형 잡힌 신체 발달에 좋다. 필자는 심지어 어른들에게도 네발로 기는 것이 좋다고 권한다. 가령 집에서 재활운동의 하나로 걸레질은 온몸을 골고루 움직이게 하는 좋은 방법이다.

10대 청소년기에는 측만증이 생기지 않도록 부모의 관심이 특별히 필요하다. 청소년들은 사춘기인 2차 성징기[만 11~13살]에 1년에 8~10cm가량씩 키가 자란다. 몸은 급격하게 성장하는데, 움직임은 대학입시 준비로 인해 상대적으로 최소화되어 있다. 키가 자라는 속도와 몸의 움직임이 균형이 맞지 않게 되고, 책상에 앉은 불편한 자세 등으로 척추가 휘어져 기능적 측만증이 발생하기도 한다.

자녀의 척추가 휘어졌는지를 집에서 부모와 함께 쉽게 알아보는 방법으로는 아담스 테스트[Adam's test]가 있다. 자녀가 고개를 앞으로 숙이고 허리를 굽혔을 때, 뒤에서 허리와 등을 바라보면 측만증이 있는 경우, 좌우 높이가 다르다. 우리의 몸은 척추를 축으로 해서 좌우 대칭으로 발달하는데, 척추측만증이 있게 되면 앞에서 척추를 바라볼 때 척추가 휘어져 직선이 되지 않기 때문이다. 청소년기 자녀의 척추 측만을 예방하기 위해서는 다양한 움직임을 통한 놀이가 최선이다. 신체의 다양한 부위를 활용하는 신체 놀이를 통해 몸 전체가 균형 있게 골고루 성장하도록 관심을 가져야 한다.

30대는 취직과 결혼 그리고 육아가 이루어지는 시기로, 몸도 마음도 스트레스에 노출될 가능성이 크다. 업무 스트레스로 인해서 목, 어깨, 등이 과도하게 긴장해 통증이 유발되기 시작하는 시점이기도 하다. 앞에서 설명했듯이 목, 어깨, 등은 트리오라는 사실을 잊지 말아야 한다. 목만 아플 수는 없다. 이미 어깨와 등도 뭉쳐 있을 것이다. 또한 등만 아플 수도 없다. 이미 목의 가동 범위가 제한받고 있을 것이다. 따라서 목, 어깨, 등을 하나로 보고 근육의 긴장을 완화하고, 근막의 장력을 회복시켜 관절의 가동 범위를 확보하는 움직임의 회복에 관심을 가지는 것이 중요한 시기다.

40대는 아이들이 어느 정도 성장했지만, 자녀의 대학 진학 또는 뒷바라지로 경제적 부담이 가장 클 나이다. 한편, 노화 현상을 스스로 인지하고 몸이 예전만 하지 못하다는 것을 절감한다. 또한, 자녀의 육아에서는 벗어나지만, 부모의 건강이 안 좋아지면서 부모 케어로 인해 자신의 노화를 챙기지 못할 나이다. 몸은 점점 굳어가고, 급성통증은 어느새 만성통증으로 옮겨가는 시기이기도 하다. 젊은 시절의 근육과 몸매를 아쉬워하기보다는 몸의 유연성, 균형, 그리고 가동 범위가 더 이상 줄어들지 않도록 하는 것이 중요하다.

발의 유연성으로 낙상을 예방한다

50대는 여성의 폐경, 남성의 갱년기 등으로 호르몬의 변화를 겪는 시기다. 몸은 건조해지고 퍽퍽해지며, 유연성은 점점 떨어진다. 인체의 노화는 물론, 은퇴 압박으로 심리적, 감정적 스트레스를 잘 대처해야 한다. 몸의 한두 군데는 이미 만성통증이 똬리를 틀고 있다. 한편으로는 서글픈 마음도 들지만, 또 한편으로 모두가 늙어가는데 '나라고 별수 있냐?'며 위안 삼기도 한다.

이 시기는 만성통증이 우울증으로 번지지 않도록 긍정적인 마음을 가지고 가벼운 운동을 하는 것이 좋다. 햇볕을 최대한 받으며 도시를 활발하게 걷거나 자신의 취향에 맞는 거리를 골라 걷는 것이 좋다. 무리한 운동은 부상으로 이어질 수 있고, 몸의 회복이 느린 만큼 조심해야 한다. 네발로 기지 않는 한 두 발로 직립해서 걷는 것이야말로 전신의 움직임을 확보할 수 있는 최적의 방법이다. 또한, 50대의 경우에는 발을 잘못 디디거나 뭔가에 걸려 넘어지기 시작하는 시기이기도 하다. 발바닥의 감각을 깨워 유지하고, 발가락 가위바위보나 발목관절을 수시로 움직이고 돌려 발목의 유연성과 민첩성을 유지하면 불필요한 넘어짐을 예방할 수 있다.

60대 이상의 고령자는 낙상 방지가 가장 중요하다. 앞서 50대 중년에 필요한 운동이 60대 이상 고령자에게도 똑같이 필요하다. 최근 무릎 치환술 등 다양한 수술환자들이 늘어가고 있다. 앞서 잠시 언급했지만, 어르신의 경우 한번 입원하면 근육의 양이 급속도로 빠지고 근육과 근막, 관절의 회복은 훨씬 더디다. 따라서 입원하거나 와상하는 일을 최소화해야 한다. 역시 무리하지 않으면서 자주 걷고 몸을 움직이는 것이 제일 중요하다.

우리 몸에 맞는 운동이 필요하다. 필요한 운동의 양과 강도는 통증을 느끼지 않는 범위에서 개인마다 다르다. 우리의 몸은 기성복이 아니라 맞춤복이기 때문이다. 아울러 연령대별로 특히 관심을 가져야 할 움직임에 집중하면, 활기찬 일상으로 건강수명을 늘릴 수 있다.

근육이 잠자면,
'통증 폭탄 돌리기'가 시작된다

　요즘 대학생들은 지고는 못 살지만, 프리라이더^{무임승차자}는 더 못 참는다. 대학생활에서 가장 불쾌한 경험이 프리라이더라고 한다. 토론 수업이나 협업 수업이라는 이상과 달리 막상 팀별 과제를 해야 하는 학생들은 이 프리라이더 때문에 고통스럽다. 어느 팀이나 프리라이더가 존재하기 때문이다. 과제 참여를 더 해도 고통스럽고, 안 하자니 성적이 불안하고 진퇴양난이다.

　무임승차하는 사람은 어른 세계에서도 환영받기 어렵다. 누군가가 그 몫을 대신해주어야 하기 때문이다. 능력이 없어서 프리라이더라면 그나마 이해가 가지만, 능력이 있는데 프리라이더를 즐기는 사람들이 종종 있다. 세상을 얄팍하게 사는 사람들은 어느 조직에나 있기 마련이다.

　단 하나의 움직임도 수많은 근육, 근막, 관절이 함께 협업해야 한다. 운동선수처럼 불과 몇 초 안에 고도의 운동능력을 발휘해야 한다면 타이밍도 중요한 변수가 된다. 특히 척추를 비롯해 세밀한 뼈와 관절에 붙어 있는 작고 민감한 근육을 비롯해 엉덩이근육처럼 큰 근육까지, 또는 몸 전체를 둘러싼 근막과 관절의 움직임이라는 그야말로 오케스트라 연주를 이루어내야 한다.

근육이 잠을 자는 4가지 이유

앞서 근육은 600여 개가 있다고 했다. 이 근육들 가운데 프리라이더가 존재한다면 어떤 일이 발생할까? 필자는 프리라이더 같은 근육을 '근육이 잠을 잔다'라고 표현했다. 근육이 잠을 자는 이유는 무능하거나, 게을러서가 아니다. 또는 사람처럼 약삭빠르기 때문이 아니다. 좀 더 과학적인 연구가 추후 필요하겠지만, 필자가 오랫동안 재활운동 현장에서 통증 환자들을 볼 때, 근육이 잠을 자는 이유는 4가지로 요약될 수 있다.

첫째, 통증 때문에 근육이 잠을 잔다. 통증이 생기면 주변 근육은 경직한다. 움직이면 아프고, 아플 것 같은 두려움 때문이다. 허리 아픈 사람들이 재채기가 나오려고 하면, 주변의 어딘가를 붙들고 안정된 자세를 취한 후 재채기를 하는 것과 유사하다. 통증 또는 통증으로 인한 두려움을 줄이기 위한 인간의 자연스러운 본능이다. 통증이 있는 부위의 심부근들이 특히 잠을 자는 경향이 있다.

예를 들어 가로세로 10m의 근육 모자이크 판이 있다고 생각해보

자. 수많은 근육이 모자이크판 위에 존재한다. 모든 근육이 적정한 긴장을 가지고 힘을 써야 할 때 필요한 모든 근육이 사용되면 가장 좋지만, 현실은 그러하지 못하다. 여기저기에 움직임 기억상실증이 걸린 근육이 있게 마련이다. 움직임 기억상실증이 있는 대표적 이유는 통증으로 고통을 겪어서 또는 다시 통증이 찾아올 것 같아 움직이지 못하는 근육이다. 근육이 굳거나 긴장해 딱딱해지면 움직임이 적어지고 마침내 근육 본래의 탄성, 다시 말해 늘어나고 줄어들면서 힘을 낸다는 사실을 잊어버리게 된다. 기억상실증에 걸린 근육이 움직이지 않아도 움직임은 여전히 가능하기 때문이다.

센터를 찾은 젊은 여성들 가운데에는 배에 손을 대 보면 옷맵시 때문에 아랫배에 힘을 주는 사람들이 의외로 많다. 평소 아랫배에 힘을 주면 아랫배 근육과 근막의 움직임이 적어질 수밖에 없다. 물론 호흡도 천천히 깊게 하지 못해 갈비뼈의 아코디언 움직임도 일어나지 않는다. 놀라운 사실은 이들 대부분이 자신이 아랫배에 힘을 주고 있다는 사실을 깨닫지 못한다는 것이다. 아랫배에 평소 힘을 주고 있으면 배 안의 장기 운동은 물론이고 위로 횡격막, 아래로 바닥골반근, 옆으로 복횡근과 척추의 다열근의 움직임이 원활할 수 없다. 이 심부근인 코어근육이 제대로 깨어나지 않으면, 허리 겉근육만 힘들게 일하게 된다.

둘째, 보상과정으로 근육이 잠을 잔다. 통증이 없어도 근육이 잠을 잘 수 있다. 다음 장에서 더 자세히 살피겠지만, 현대인의 엉덩이근육은 잠을 자고 있다. 엉덩이에 손을 대고 엉덩이근육에 힘을 주어보라고 하면 힘을 못 주는 사람들이 너무 많다. 이 책을 읽는 독자들도 서서 엉덩이에 손을 대고 엉덩이에 힘을 주어보라. 엉덩이가 움직이는 것이 아니라 앞 허벅지인 대퇴근에 힘이 들어간다. 엉덩이 근육이 잠을 자는 대신 대퇴근이 움직이는데, 허벅지가 엉덩이근육의 움직임을 보상하고 있기 때문이다.

현대인의 엉덩이는 방석이 된 지 오래다. 사용하지 않으면 또는 의도적으로 깨우지 않으면, 근육은 잠에서 스스로 깨어나지 않는다. 안 깨도 다른 근육과 관절이 보상해주기 때문이다. 한마디로 깰 이유가 없어진다. 문제는 이러한 불균형으로 통증이 왔을 때 근육이 잠을 잔다는 사실을 인지하지 못하면, 그 근육은 계속해서 잠을 자게 되고, 통증의 원인치료가 되지 않아 지속되거나 재발할 수 있다.

셋째, 뇌의 영리함이다. 뇌는 중추신경계를 관장하며, 우리 몸의 관제탑 역할을 한다. 몸의 근육이 굳었다는 사실을 뇌가 깨닫지 못하면, 뇌는 필요한 근육들을 함께 쓰지 못한다. 잠자는 근육을 사용하지 않아도 최소의 에너지로 필요한 움직임을 할 수 있기 때문이다. 뇌는 본능적으로 우리 몸의 에너지를 가장 적게 쓰며 움직이도록 한다. 근육들이 잠을 자면, 에너지 소모를 줄일 수 있다. 뇌는 결코 스스로 잠자는 근육을 스스로 깨우지 않는다.

이때 필요한 것은 잠을 자고 있다는 사실을 깨닫는awareness 것이다. 뇌가 힘을 주고 있거나 힘이 빠진 사실을 알도록 한다. 힘이 들어간 근육에 힘을 빼는 것은 즉각적이고 바로 가능하다. 앞서 아랫배에 힘을 준 여성의 경우, 배에 손을 대고, 힘을 주고 있다는 사실을 인지하는 순간, 배에서 힘이 자연스럽게 빠진다. 뇌가 손의 촉감을 통해서 명확히 인지했기 때문이다. 반대로 잠을 자는 근육을 뇌가 인지하기는 쉽지 않다. 또한, 인지해도 근육을 오랫동안 사용하지 않아 늘어남과 줄어듦의 신축성 능력을 잃게 된다. 근육을 수축시키고 늘어나게 하는 방법은 의식적인 움직임 연습과 훈련만이 가능하다.

예를 들어, 사람들은 고개를 앞으로 빼거나 숙이는 자세가 너무 익숙한 나머지 걸을 때도 몸이 약간 앞으로 쏠려 있다. 바른 자세가 아닌 앞으로 쏠림 자세는 허벅지근육이 대퇴근을 사용하게 되지만 엉덩이근육은 이용하지 않게 된다.

본래 바른 자세로 걸을 때 우리는 엉덩이근육의 추진력을 이용해 앞으로 나아간다. 그런데 앞으로 쏠림 자세는 엉덩이근육을 활용하지 않고 대퇴근을 주로 이용하게 된다. 많은 사람이 앞으로 쏠림 걷기에 익숙해 엉덩이근육이 잠을 잔다는 사실조차 모른다. 엉덩이근육을 깨우지 않으면 과도한 대퇴근 사용이 이루어지고, 다른 부위의 근육이 균형 있게 움직이지 않아 장기적으로 몸의 균형을 잃게 된다. 엉덩이근육을 깨우는 구체적인 방법은 Part 04에서 자세히 살펴보도록 하겠다.

넷째, 근육의 사용 순서가 제대로 이루어지지 않을 때도 근육은 잠을 잘 수 있다. 앞서 이야기했듯이 가령 안정화근육 다음에 움직임근육이 사용되어야 하는데, 때로는 안정화근육의 활동 없이 움직임근육을 사용하기도 한다. 이러면 안정화근육은 잠을 자게 된다.

근육이 잠을 자면 통증 폭탄 돌리기가 시작된다

몸 안의 특정 근육이 잠을 자면, 바로 통증이 발생하지 않는다. 다만, 근육이 잠을 자서 보상과정이 계속 반복된다면, 통증 폭탄 돌리기가 시작되었다고 해도 과언이 아니다. 바르지 못한 자세가 지속되면 '통증'이라는 폭탄이 터지는 것은 시간문제다. 통증은 관절 또는 근막에서 터질 수도 있고, 등, 목, 어깨, 허리, 고관절 부위에서 통증이 나타날 수 있다.

몸은 뇌의 명령에 따라 움직인다. 그것도 성실히, 충실히 움직이려는 경향이 있다. 문제는 통증에 대한 두려움이나 바르지 못한 자세로 어느 한 부위의 근육이 제 역할을 해주지 못하면, 즉 근육이 잠을 자고 있으면 주변의 근육과 근막 그리고 관절이 더 큰 역할^{보상작용}을 하게 된다. 이러한 바르지 못한 움직임과 자세가 잠시는 가능하지만, 지속적일 경우 통증이 발생하게 된다. 잠자는 근육을 깨우는 것은 몸의 바른 자세와 균형을 다지는 기초 작업이다. 잠자는 근육을 어떻게 구체적으로 깨울지는 Part 04에서 자세히 다루고자 한다.

운동은 노동이 아니다.
아이처럼 즐겨라

주말에 놀이터 주변에는 30대와 40대 초반의 젊은 부모들이 모여 있다. 이들이 주시하는 것은 놀이에 집중하고 있는 자신의 아이들이다. 아이들은 그물망을 이리저리 다니며 기고, 원숭이처럼 매달리기도 한다. 미끄럼틀을 기어 올라가고 미끄러져 내려오기를 반복한다.

신기한 것은 어른들은 아이들처럼 놀지 않는다는 것이다. 부모와 아이 둘이 놀이터에 있는 광경도 지켜본다. 놀이터의 아이들은 여전히 신나 하지만, 또래 아이들과 상호작용 없이 하는 놀이는 덜 신나는 것이 사실이다. 부모는 다치지 않을까 노심초사할 뿐 아이들과 함께 놀지는 않는다.

놀이가 아닌 노동이 된 운동

언제부터일까? 어른이 되면서 우리는 놀이를 잃어버렸다. 아이들의 놀이에는 호기심이 있다. 호기심을 좇아 놀이에 몰입하면 몸은 자연스럽게 움직이며, 발달한다. 어른들은 놀이 대신 체육관이나 스튜디오를 찾는다. 운동기기가 있는 체육관부터 필라테스, 요가, PT 등 일대일 또는 소그룹 운동모임이 일상화되고 있다. 방세는 아껴도 운동비용은 아끼지 않는다. 어떤 사람은 아름다운 몸매를 위해서, 또 다른 사람들은 건강하게 오래 살기 위해서 운동한다. 최근 바디 프로필이 유행하면서 운동과 다이어트로 체지방을 줄여 인생 최고 장면을 남기며 성취감을 느끼는 젊은이도 많다.

잠시 눈을 감고 놀이터에서 뛰어노는 아이들과 헬스장에서 운동하는 자신을 상상해보자. 차이가 느껴지는가? 아이들의 놀이를 연구하는 전문가들은 아이들의 놀이야말로 최고의 움직임이라는 극찬을 아끼지 않는다. 우선 놀이는 내적 동기에서 시작된다. 놀이는 그 자체가 목적이기 때문에 놀이 자체를 즐긴다. 반면 우리의 운동은 어떠한가? 건강하기 위해 일하듯이 운동한다. 어느 순간 어른의 운동은 놀이가 아닌 노동이 된다. 오늘도 많은 어른이 건강수명을 연장하기 위해 귀찮고 싫지만, 헬스장으로, PT 스튜디오로 또는 하천이나 강변으로 나간다.

아이들은 놀이에 몰입해 집중하지만, 어른들은 운동 자체에 집중하기 어렵다. 걸으면서 오전에 한 일, 운동 후 해야 할 집안일, 주말의 골프 약속과 준비물 등 머릿속이 꽉 찬다. 같은 칼로리를 소모해도 둘의 심리적 효과는 차이가 크다. 어른들이 하는 운동exercise은 그 자체가 목적이 아니어서 몰입이 어렵다. 또한, 지속 가능하지도 않다. 물론 평생을 규칙적으로 운동하는 사람도 없지는 않다. 그러나 작심삼일이라는 말이 왜 있는가? 헬스장 회원권을 6개월 1년 끊고, 한 달도 지속해서 못 나가는 일이 허다하다. 지속 가능하지 않기 때문이다. 아이들의 놀이와 어른의 운동 효과가 다른 것은 무엇보다 몸이 먼저 안다. 지루한 운동으로 언제 목표한 거리를 다 걷지 하는 생각에 몰입하기 전부터 한숨이 절로 나오기도 한다.

놀이와 운동은 다른 차이도 있다. 아이들의 놀이 자체는 스트레스를 유발하지 않는다. 어른은 운동하러 갈 때도 옷은 제대로 입었는지, 무엇을 입을지 고민한다. 원치 않게 동네에서 아는 누군가와 마주치면 어쩌지? 운동을 가르쳐주는 선생님이 나만 제대로 안 봐주시는 것 같다는 둥 내 돈 내고 건강하기 위해 가는데도 이런저런 걱정이 꼬리를 문다. 운동도 스트레스가 되는 것이다.

한편, 지금까지 이 책을 읽은 독자라면 움직임movement과 운동exercise이라는 용어가 다르게 쓰인다는 것을 눈치챘을 것이다. 필자는 이 책을 통해 근육과 근막을 제대로 이해하고, 균형을 기반으로 관절의 적절한 가동 범위를 확보해 앉고 걷고 달리는 등 몸 전체의 움직임을 원활하게 하는 것을 목표로 하고 있다. 그리고 이것이 움직임movement의 본질이라고 생각한다. 반면, 운동의 사전적 의미는 사람이 몸을 단련하거나 건강을 위해 몸을 움직이는 일이다. 운동은 움직임 이외의 다른 목적이 있다.

많은 사람은 움직임과 운동을 구분하지 않는다. 그러나 둘은 같지 않다. 움직임은 운동의 전제가 된다. 이때 자세를 바르게 하고 근육, 관절, 근막, 가동 범위를 조화롭게 움직여야 운동exercise할 수 있다. 움직임이 제대로 안 되면 운동의 효과도 떨어지고, 반복적인 특정 근육 사용과 자세는 결국 손상과 부상을 거쳐 통증을 유발한다.

허리와 어깨통증을 앓는 PT 트레이너

필자는 일반인뿐만 아니라 PT, 필라테스 강사에게 전문가 교육도 진행한다. 20대 현직 남성 트레이너가 전문가 강의에 들어왔다. 외적으로 봤을 때 다부진 몸에 상체가 잘 발달한 누가 봐도 PT 트레이너로 보였다. 그러나 정작 그는 어깨와 허리통증을 호소했다. 자세를 잘 살펴보니 몸이 앞으로 쏠려 몸의 정렬이 깨져 있는 상태였다. 이러한 자세라면 대퇴근이 가장 힘들고, 어깨와 등 또한 안간힘을 쓰며 버티고 있었을 것이다. 앞으로 걸을 때 역할을 하는 엉덩이근육은 덩치에 비해 힘을 쓰지 못했다. 이 상태에서 스쿼트를 반복적으로 한 것이 무리가 되었던 것이다.

탄력 있는 몸매, 애플힙과 각선미 등 몸의 아름다움을 위해서는 식이요법과 동시에 특정 부위를 반복적으로 훈련해야 한다. 그러나 움직임이 원활하지 않은데 특정 부위의 근육과 근막, 그리고 관절을 반복해서 사용하는 것은 운동이지만 노동과 다름이 없다. 운동 없이 움직임만으로 사는 데 지장이 없다. 그러나 바른 움직임 없는 운동은 대체로 통증을 가져오게 마련이다.

통증과 관련해 일반인이 빠지는 또 하나의 함정이 있다. 바로 성취감과 놀이를 착각하는 것이다. 40대 중반의 한 여성이 센터를 방문했다. 온몸의 통증을 호소하고 있었다. 이 여성의 일상생활에 대해 들어보니 결벽증에 가까워 온종일 쓸고 닦으며 보람을 느끼고 있었다. 어떤 사람들은 "집에서 살림하면서 청소가 무슨 일이냐?"라고 말할 수 있다.

그러나 청소를 전문적으로 하는 파출부나 청소업체 종사자들의 삶을 보자. 청소는 굉장한 육체노동이다. 냉장고 손잡이에 얼룩 하나 없이, 창틀과 오디오 스피커에 먼지 하나 없게 만들기란 여간 힘든 일이 아니다. 그녀는 집 안을 늘 말끔하게 치우며 심리적으로 큰 만족감을 느꼈지만, 반복적이고 과도한 청소가 어깨와 허리 등에 긴장과 무리를 가져왔고 통증으로 이어진 것이다.

사람들은 성취감에 취하기 쉽다. 때로는 성취감 중독도 일어난다. 그러나 자연스러운 움직임이 아닌 뭔가를 반복해 열심히 한다는 것은 우리 몸 어딘가에 무리가 가는 것이다. 운동이든, 일이든, 청소든 뭔가를 반복해서 한다는 것은 우리 몸의 바른 정렬을 깨고, 나쁜 자세를 반복해 통증을 유발할 가능성을 높인다.

움직이지 않는 20대 여성, 놀이로 움직임을 시작하다

허리통증으로 효과를 본 50대 중년 여성이 딸의 손을 붙잡고 센터를 방문했다. 20대 후반의 여성은 현직 기자였다. 고등학교에서도 제대로 체육이란 것을 해본 일이 거의 없었다. 대학에 가서도 기자 시험 준비로 움직임이 거의 없었으나 다행히 원하던 기자 시험을 통해 신문사에 입사했다. 기자생활은 당일 기사를 발제해서 마감해야 하는 스트레스가 많은 직업이다. 주말이면 잠을 자고 아무것도 안 하지만 항상 피곤함에 지쳐 있었다. 이를 보다 못한 엄마가 딸의 손을 잡고 온 것이다. 이야기를 나눠보니 생활 체력조차 되지 않는 상황이었다. 그녀의 움직임을 어떻게 깨울까 고민했다.

필자는 그녀에게 제안했다.

"집에서 좋아하는 음악 한 곡을 틀어 놓고 몸을 편안하게 움직여 보세요!"

"기분이 좋으면 춤을 춰도 좋아요! 혼자서 추는 춤이나 막춤도 나쁘지 않아요."

"딱 한 곡 2~3분이면 충분해요."

얼마 후 그녀가 센터를 다시 찾았다. "음악을 틀고 춤을 춰 보셨나요?"라고 묻자 쑥스러워하며 그녀가 대답했다.

"춤을 평소에 추지 않아 처음에는 어색했는데, 방에서 혼자 춤을 추니까 자유로움이 느껴져 좋았어요."

"계속하실 건가요?"

"네, 요즘 재미가 생겨서 시간을 늘려가고 있어요"

어른들에게 할 수 있는 놀이를 고민하다가 음악과 춤을 생각해냈다. 누구도 의식하지 않는 공간에서 자유로운 몸동작이야말로 아이들의 놀이에 가장 가깝다. 음악 한 곡, 단 3분이라도 몸을 자유롭게 움직일 수 있도록 하는 필자의 제안이 그녀의 움직임의 엔진에 시동을 켜준 셈이다. 우물 펌프에 물을 넣고 한두 번 펌프질하면 물이 솟아나는 원리와 비슷하다. 움직임에 시동이 걸린 그녀는 공원 산책 등 밖의 공간에서 산책했고, 동시에 몸의 주요 부위에 근력도 키우도록 주문했다. 얼마 지나지 않아 그녀의 모습은 센터에서 찾아볼 수 없게 되었다.

언제부터인가 우리는 아이처럼 노는 것을 잊어버렸다. 그러나 몸이 잊어버린 것은 아니다. 몸은 언제나 기다려준다. 어른이 되면 목적의식과 책임의식이 과도해 노는 것, 놀이에만 집중하는 일이 거의 없다. 그러다 놀이 자체를 잊어버리곤 한다. 성취감이라는 착각으로 기분이 좋다고 생각하지만, 성취감을 이루게 한 무수한 노력은 놀이 자체가 아니라 어떤 목표를 이루기 위한 끊임없는 반복 작업이다. 지루하고 반복적인 신체 운동보다는 아이들의 놀이처럼 몰입하며 지속 가능한 놀이 운동을 찾아 즐기는 습관이 무엇보다 중요하다.

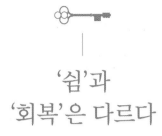

'쉼'과
'회복'은 다르다

필자는 농촌에서 태어나 자랐다. 필자가 태어난 그곳은 지금 천지 개벽이 이루어져 원주민과 신도시가 공존하는 도농복합도시가 되었다. 어린 시절, 날이 밝으면 이슬을 밟으며 농사일하신 엄마는 낮에 잠시 눈을 붙이고 주무시곤 했다. 옷에는 흙이 묻은 채로 피곤함을 피해 곤히 주무시는 엄마의 모습이 아직도 기억에 선명하다.

폭포수처럼 정신없이 일하고 나면 온몸이 피곤해진다. 우리 몸에 수많은 근육은 사용하는 에너지 종류에 따라 구분할 수 있다. 일명 적색근과 백색근이다. 적색근은 지구력을 담당하는데, 얼마나 움직임을 오래 유지하느냐가 관건이다. 반면 백색근은 폭발적인 파워를 담당하는 근육이다. 그런데 이 두 근육은 별개의 근육이 아니라 하나의 근육 안에 함께 분포되어 있다. 일을 한참 하면 몸이 힘들어 쉬는 것은 근육의 에너지원을 보충하는 것으로 쉬는 것에 불과하다.

사무직 직장인은 온종일 컴퓨터나 노트북 앞에서 업무로 씨름한다. 고도의 집중과 긴장으로 머리도 지끈지끈 아플 때가 많다. 수고한 근육과 근막 그리고 뇌를 잠시 쉬게 하려고 안마의자 등에 누워잠을 청한다. 머리를 잠시 쉬게 해 다음 업무에 집중하기 위함이다. 그러나 몸의 원활한 움직임과 통증 예방을 위해서는 단지 쉬는 것만으로는 부족하다.

업무든, 집안일이든 힘들게 일하고 나면 근육과 근막은 어딘가를 과도하게 사용해 긴장하기 마련이다. 한쪽이 긴장해 뭉쳐 있다면 다른 쪽은 느슨해져 있을 수 있다. 근육의 긴장을 풀어주고, 근막의 장력을 원래대로 복원시키며, 특정 범위에서 사용하던 관절 범위를 본래의 가동 범위로 돌려놓는 것, 이것이 바로 '회복'이다.

쉼과 회복은 다르다?

몸에 필요한 에너지를 보충하기 위해 쉬는 것과 몸의 정렬을 바르게 하는 회복은 비슷해 보이지만 전혀 같지 않다. 쉰다고 몸의 바른 정렬을 회복하는 것은 아니기 때문이다. 젊은이들이 선호하는 좋은 직장일수록 일에 몰두하면서도 틈틈이 쉴 수 있도록 안마의자, 캡슐 형태의 수면실, 빈백 등 다양한 휴게공간과 시설이 마련되어 있다. 과도하게 스트레스를 받거나 집중해서 일하고 난 후 잠시 누워 머리를 식히고 몸의 에너지를 보충하며, 필요한 경우 개인적인 사무도보는 자유로운 공간이다.

물론 없는 것보다야 낫고, 이마저도 제대로 갖춰지지 않은 직장이 많지만, 이러한 휴게시설은 그야말로 몸이 에너지와 영양분을 보충하거나 머리를 잠시 식히는 곳이지, 움직임을 회복할 수 있는 공간은 아니다. 움직임의 회복이 수시로 이루어져야 장시간 일해도 근육과 근막이 긴장하거나 굳지 않고, 관절의 가동 범위 또한 좁아지지 않는다.

다수의 회사가 직원들의 움직임 회복과 그로 인한 통증 예방의 중요성을 이해하지 못하는 부분은 여전히 아쉬움이 많다. 직원 복지가 대체로 노사협의체에서 많이 결정된다는 사실을 고려하면 쉼과 회복의 차이를 근로자가 이해하고, 쉼이 아닌 회복을 위한 복지서비스를 근로자 측이 회사에 요구하는 것이 장기적으로 노동자 측과 회사 측 모두에게 도움이 된다.

30대 사무직 여성이 만성피로와 저질 체력으로 운동하고 싶다고 센터를 방문했다.

"일과 후 또는 주말은 어떻게 보내세요?"
"잠을 자거나 넷플릭스를 보면서 쉬는 편입니다."
"공원이나 숲을 산책하지는 않나요?"
"주중 일하는 것만으로도 힘들고, 주말에 교통 체증이 심해서 밖에 나가는 것은 엄두도 못 내요."

직장에서 다양한 스트레스를 느끼며 사는 대부분의 직장인은 주말에 하루쯤은 아무것도 하지 않고 집에서 빈둥거리며 쉰다고 한다. 빈둥거리는 것조차 귀찮고 힘들어 한다. 그러면서 아무것도 안 했는데, 제대로 쉰 것 같지 않다고 한다. 몸은 쉬었지만, 몸의 회복은 이루어지지 않은 것이다.

집 안 청소로 가족을 위해 일하고 나서 깨끗한 만족감과 효능감으로 흠뻑 취한 주부 사례에서 보듯, 열심히 몸을 움직였고, 보람도 있고 기분이 좋아져 이것이 움직임이라고 착각하는 사람이 많다. 성취감이 큰 사람들은 성취감이라는 무대 뒤에서 몸이 얼마나 고생하고, 혹사당하는지 모르는 것이다. 성취감을 만끽하고 자신에게 보상을 위해 휴가를 떠나는 사람도 있다. '휴가'라는 이름으로 자신은 '쉰다'라고 착각하지만, 여전히 회복과는 거리가 먼 행위에 불과하다.

이처럼 사람들은 쉼과 회복을 착각한다. 몸을 쉬는 것과 움직임을 회복하는 것은 다르다. 직장인들의 가장 손쉬운 휴식은 잠이다. 잠이 보약이란 말도 있지 않은가? 밤에 규칙적으로 자는 잠은 보약이 되겠지만, 주말까지 늘어지게 자는 잠은 보약이 될 수 없다. 주말 잠은 늦잠만 자는 것이 아니다. 식사를 거르기도 하고, 식사하고도 잠을 잔다. 이유는 보통 피곤해서다. 이러한 습관은 몸의 균형과 리듬을 깰 수 있다.

최근에 OTT 시장이 발전하면서 수면 리듬도 깨지는 경우가 많다. 넷플릭스, 디즈니, 왓챠에서 유명 드라마와 영화를 수 시간, 심할 때는 주말 내내 정주행하기도 한다. 이것은 몸을 쉬는 것이지, 움직임을 회복하는 것이 아니다. 에너지를 보충하고 잠시 긴장을 완화할 뿐, 통증 예방과는 거리가 있다. 몸이 필요한 에너지를 보충하거나 뇌에 업무 등 복잡한 생각에서 잠시 짬을 내어주는 것에 불과하기 때문이다.

그런 의미에서 사람들은 쉰다는 것은 알지만, '회복'한다는 의미는 제대로 알지 못하고 있다. 회복은 2가지 조건이 필요하다. 첫째, 몸의 근육, 근막, 관절 가동 범위 등을 원래대로 복원해야 한다. 근육을 굳게 하거나 긴장하지 말아야 한다. 근막은 적당한 장력을 유지해 언제든지 움직임을 도울 수 있어야 한다. 관절은 개별 관절이 가진 고유한 가동 범위를 유지해야 한다. 둘째, 바른 정렬이다. 발, 무릎, 허리, 어깨 그리고 머리의 위치가 바르게 정렬되어 근육, 근막, 관절에 불필요한 긴장과 무리가 없는 상태를 말한다. 이때야 비로소 우리 몸이 회복된다.

잠시 하루 또는 한 주 일상을 생각해보라. 하루 단 한 번이라도 움직임의 회복을 해보려고 노력한 적이 있는가? 지난 일주일 동안 단 한 번이라도 내 몸의 움직임을 회복하려고 한 적이 있는가? 대부분 사람은 회복의 개념을 모르고, 수시로 회복하려는 노력은 일상에서 너무도 멀리 있다.

아무리 힘들고 통증이 있어도 운동해야 마음이 편하다고 하는 운동중독에 걸린 사람들이 있다. 처음에는 잘하고 재미있어서 운동을 시작했는데, 어느 수준이 되면 딱히 재미있는 것도 아닌데, 안 하면 마음이 불편해지는 단계에 이른다. 몸이 아파도 운동해야만 스트레스가 풀린다고 생각하는 사람들이다. 이들은 운동했지만, 움직임을 망가뜨리는 운동, 어쩌면 노동한 셈이다. 몸의 회복 없이 운동하면, 언젠가는 탈이 난다.

성취감을 느낄수록 내 몸을 혹사하지 않았는지 스스로 찬찬히 몸을 살펴야 한다. 몸을 움직이지 않는 것이 몸을 위한 것이라는 생각도 되짚어봐야 한다. 몸이 필요한 것은 움직임의 회복이다. 이러한 회복은 잠이나 몸을 아예 안 쓰는 휴식과는 다르다. 적당한 근육의 긴장, 근막의 장력, 그리고 관절의 가동 범위, 이에 기초한 바른 자세로 몸을 움직이고 있는지, 몸의 주인인 자신이 몸에 먼저 관심을 가지고 살펴야 한다.

움직이면,
뇌는 반드시 보상한다

좋은 사람들과 분위기 좋은 곳에서 맛있는 음식을 먹으며 나누는 대화만큼 즐거움은 없다. 인스타그램, 페이스북, 카톡 프로필 등에 온통 맛난 음식의 사진들이 가득하다. 당시 즐거운 추억과 시간을 떠올리기만 해도 기분이 좋아진다.

기분이 좋아지게 만드는 것으로 빼놓을 수 없는 것이 산림치유다. 전 국토의 70%가 산지인 우리나라는 동네 뒷산을 비롯해 한두 시간 교외로 나가면, 국가와 지방정부가 관리하는 휴양림을 비롯해 다양한 숲 체험을 할 수 있다. 숲이 주는 인체에 이로운 효과를 극대화하기 위해 산림치유사라는 전문 국가자격증도 생겼다.

편백나무, 자작나무, 메타세쿼이아 등 숲이 울창한 숲속에서 한적하게 걷기만 해도 몸과 마음의 긴장이 풀어지고, 머리가 맑아지는 느낌을 받는다. 숲에서 걷다 보면 몸이 자연 바람과 소리에 반응하며, 하늘하늘 움직이는 것을 알 수 있다. 유아기에 숲유치원은 산림과 유아기의 놀이라는 탁월한 교육적 결합이다.

숲이 인체에 미치는 긍정적인 효과는 여러 가지가 있다. 스트레스 호르몬인 코티솔을 줄이고, 안정된 상태에서 나오는 뇌파인 알파파를 증가시킨다. 면역력을 높이는 NK세포가 늘어나고, 노화 방지에 도움이 되는 항산화효소가 증가한다. 우울증을 앓는 사람은 우울증을 줄이고, 숲에서 걷기만으로 혈압은 낮아진다. 이러한 의미에서 숲은 진정한 전신 보약이다.

즐거움을 만끽하는 신체활동은 이 밖에도 다양하다. 앞서 생활 체력조차 안 된 여성처럼 빈집에서 좋아하는 음악을 틀고, 음악의 선율에 몸을 맡길 수도 있다. 집 안의 정원을 가꾸거나 힘들지 않은 주말농장을 할 수도 있다. 사람들과 함께 음식을 만들어 나누기도 하고, 좋아하는 악기가 있다면 악기 연주회에 참가할 수도 있다. 신체 움직임은 햇볕이 잘 드는 밖에서 하면 좋지만, 반드시 밖에서만 해야 하는 것은 아니다. 집 안에서도 신체 운동은 충분히 할 수 있다.

하지불안증후군^{주로 잠자기 전에 다리에 느껴지는 불편한 기분 나쁜 통증 또는 감각 증상}이 있는 60대 여성이 센터를 방문했다. 그녀는 처음에는 다리가 불편하게 느껴지더니 이제 허리통증도 오기 시작했다. 요가도 즐겼지만, 허리통증이 시작된 다음부터는 이마저도 끊었다. 여기저기 병원에 다녔지만, 나아지지 않자 우울증이 생기고 밖에 나가지도 않고 집 안에만 있게 되면서 자연스럽게 걷지 않게 되었다.

이 여성에게 필자는 3분 실내 자전거 타기와 3분 실내 걷기를 추천했다. 자전거를 타다 보면 통증이 올 수 있다. 운동을 오랫동안 하지 않은 터라, 운동 후 통증에 대한 간단한 설명정보도 주었다. 간략히 요약하면, 운동을 마치고 난 후 1~2시간 이내에 통증이 온다면, 이것은 보통 운동 정도가 강했기 때문이다. 따라서 운동 강도를 조금 낮추는 것도 한 가지 방법이다. 운동 후 24~72시간 이내에 통증이 오면 근육통 때문이다. 이것은 나쁜 통증이 아니다. 근력이 생기고 근육량이 늘어가면서 생기는 자연스러운 현상이다. 60대 여성은 약간의 통증과 불편감은 여전히 있었지만, 실내 자전거 타기를 조금씩 늘려갔다. 통증을 관리하면서 움직일 수 있다고 확신하게 되었고, 이후 일상생활을 누리게 되었다.

명상도 좋은 신체활동이다?

몸과 뇌를 기분 좋게 하는 신체활동에는 명상도 포함된다. 언뜻 보면 명상이 왜 신체활동인지 의문이 들 수 있다. 그러나 모든 명상은 호흡을 기본으로 하고 있다. 호흡에 집중해 호흡을 의식하는 것이 명상의 기본으로 알려져 있다. 우리의 호흡은 신체, 생각, 감정, 정서와 연결되어 반응한다. 생각해보면 호흡이야말로 우리 신체의 가장 기초 활동이라고 할 수 있다. 전문가들에 따르면 호흡을 어떻게 하느냐에 따라 자율신경은 물론, 혈압, 뇌파, 심장박동도 달라진다.

과도한 스트레스, 심리적 강박, 불안, 때로는 우울증 등 감정적, 심리적 문제로 현대인의 신체적 건강은 악화되고 있다. 명상은 호흡을 들숨과 날숨이라는 호흡 자체에 집중해 바로 지금 '이 순간'에 깨어 있으므로 마음이 힘들거나, 생각이나 감정이 복잡할 때 몸과 마음을 힐링할 수 있도록 돕는다. 명상을 통해 스트레스와 불안을 줄여 심리적 안정이 신체에 긍정적인 영향을 미치는 연구들은 지속해서 나오고 있다.

명상할 때 호흡과 관련해 주의할 사항이 있다. 명상 호흡은 가슴으로 하는 짧은 호흡이 아니라 횡격막을 움직이게 하는 복식 호흡이어야 한다. 흉부에 있는 갈비뼈의 움직임이 느껴질 정도의 횡격막을 이용한 깊은 호흡이 중요하다. 횡격막 호흡을 통해 아코디언이 천천히 늘어나듯 흉추에 연결된 갈비뼈가 자연스럽게 움직이면서 주변의 속근육도 활성화한다. 횡격막 호흡은 속근육 외에도 복부의 내장 기관도 움직이며, 복부 근육도 탄력 있게 변화시킨다.

최적의 호흡은 분당 6회 정도이며, 이때 우리 몸의 교감신경과 부교감신경이 가장 조화롭다고 알려졌다. 또한, 느린 복식 호흡을 3개월 이상 하면 호흡과 심박이 느려지는 변화도 일어난다고 한다. 특히 감정이 고조에 이르거나 안 좋은 일로 흥분한 경우, 또는 심각한 스트레스를 받고 있을 때 복식 호흡을 하면 마음이 침착해진다고 밝혀졌다. 미국 해군은 전투 훈련으로 집중력과 침착성을 기르기 위해 이러한 호흡법을 활용한다고 한다. 명상이 신체활동으로 좋은 이유는 몸의 긴장을 늦추면서 코어근육 등 심부근육을 활성화하고 강화할 뿐만 아니라 시간과 장소에 구애받지 않고, 큰 비용 없이 일상에서 할 수 있기 때문이다.

신체활동이 뇌에 미치는 영향

신체활동은 뇌 자체에 긍정적인 영향을 미친다. 뇌세포인 뉴런을 생성하고 뇌를 활성화해 뇌의 노화를 늦춘다. 미국의 한 연구에 따르면, 운동하지 않은 사람들과 운동을 한 사람을 일정 기간 비교해 본 결과, 운동을 한 사람들은 지적기능을 담당하는 전두엽과 청각을 담당하는 측두엽이 커진 사실을 확인했다.

대표적인 신체활동인 산책은 창의성과도 연관성이 깊다. 연구자들에 따르면 가령 올림픽공원의 트랙을 반복해서 산책하는 것보다, 이리저리 목적 없이 걸을 때 창의적인 생각이 더 날 가능성이 크다고 한다. 뭔가 주의하거나 집중하는 것보다는 자유로운 움직임 속에서 번뜩이는 새로운 생각이 떠오른다는 것이다.

움직이면 뇌는 화학 상점의 문을 활짝 열다

실내 안팎에서 마음이 편안하게 신체활동이 이루어지면, 뇌는 화학 상점의 문을 활짝 열다. 기분 좋게 몸을 움직여 신체활동을 하면, 천연 항우울제인 세로토닌과 천연 통증제인 엔도르핀, 도파민, 옥시토신 등 몸에 이로운 다양한 호르몬이 분비되어 기분이 좋아진다. 스트레스와 불안, 근육을 포함한 몸의 긴장도 차츰 줄어든다.

몸을 움직이게 하는 첫 마중물이 중요하다. 그 마중물은 30분, 1시간, 2시간을 움직일 필요가 없다. 불과 3분도 충분하다. 한번 움직이면 뇌는 다양한 신체와 감정에 좋은 다양한 호르몬으로 반드시 보상

한다. 횟수를 늘리면 시간은 자연적으로 늘어난다. 만성통증에서 악순환 사슬을 끊을 수 있는 열쇠가 우리 자신에게 있듯이, 움직임의 마중물도 우리 자신에게 있다.

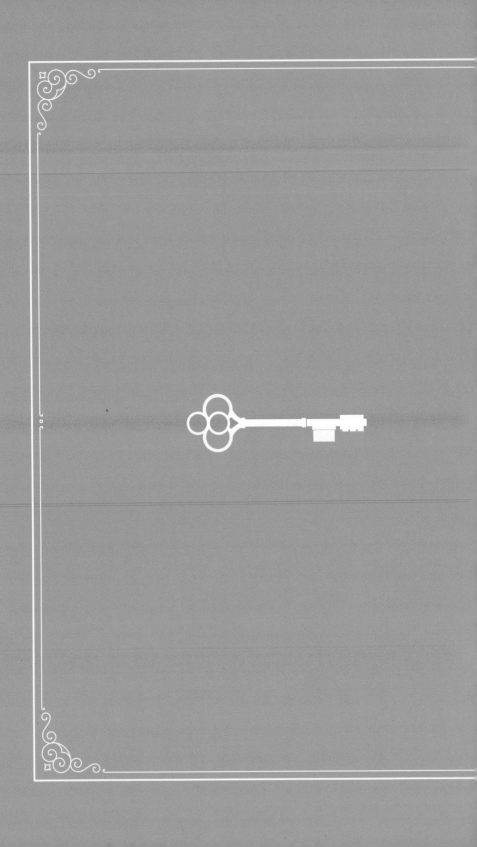

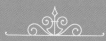

Part 04

잠자는
근육을
깨워라

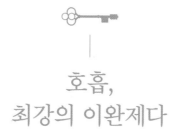

호흡,
최강의 이완제다

잠자는 근육을 깨우기 위해서는 몸이 이완되어야 한다. 몸 어딘가가 굳어져 있거나 긴장하고 있으면, 잠자는 근육을 깨우는 것은 우물에서 숭늉을 찾는 격이다. 그렇다면 몸의 이완은 어떻게 해야 할까? 그 첫걸음은 호흡이다. 호흡은 앞서 신체활동에서 중요하게 다루었다.

현대인은 호흡이 얕다

우리의 호흡은 주로 코와 가슴 윗부분에서 이루어진다. 횡격막이 전혀 움직이지 않는다. 호흡할 때 갈비뼈도 움직이지 않는다. 한마디로 코와 기도로 숨만 쉬는 것이다. 평소 이렇게 얕은 숨을 쉬는 사람들은 숨을 깊게 쉴 공간 자체가 없다. 숨을 깊고 크게 쉬기 위해서는 폐가 충분히 늘어나야 나고, 갈비뼈가 호흡으로 유연하게 늘어나야 하는데, 평소 얕은 숨을 쉬다 보니, 몸이 굳어버린 것이다.

자신의 호흡이 자연스럽게 이루어지는지 다음의 5가지 질문을 통해 체크해볼 수 있다.

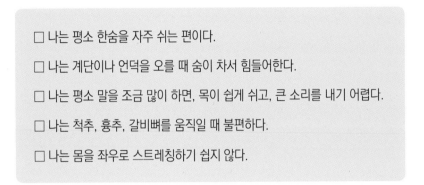

□ 나는 평소 한숨을 자주 쉬는 편이다.

□ 나는 계단이나 언덕을 오를 때 숨이 차서 힘들어한다.

□ 나는 평소 말을 조금 많이 하면, 목이 쉽게 쉬고, 큰 소리를 내기 어렵다.

□ 나는 척추, 흉추, 갈비뼈를 움직일 때 불편하다.

□ 나는 몸을 좌우로 스트레칭하기 쉽지 않다.

위의 5가지 질문에 해당하는 항목이 많을수록 사람들은 대체로 호흡이 얕다. 이들은 소화가 잘 안되고, 횡격막에는 움직임이 거의 없다. 등이 특히 많이 굳어 있고, 불면증을 호소하기도 한다. 서도 불편하고, 앉아도 불편함을 자주 호소한다. 말을 많이 하기 어려워하고, 말을 많이 하는 것조차도 힘들어한다.

이 중 하나 이상에 자신이 해당한다면, 호흡을 위한 척추 이완 운동을 추천한다. 이러한 분들은 폐로 충분히 호흡할 수 있도록 공간 확보를 먼저 해야 한다. 등이 굽어 있다면 반듯하게 펴고, 갈비뼈가 하나씩 천천히 늘어날 수 있도록 마사지해야 한다. 이 밖에 가슴, 배, 등을 포함한 몸통의 근육을 충분히 늘려 깊은 호흡에 집중할 수 있도록 해야 한다.

호흡을 위한 척추 이완 운동 알아보기

이제 호흡을 위한 척추 이완 운동을 알아보자. 이 운동법은 사무실에서 앉아서 할 수도 있고, 약간의 공간이 있다면 서서 할 수도 있다. 또한, 허리가 아픈 분을 고려해 누워서 하는 방법도 있다. 먼저 앉아서 척추 이완하기다. 이때 중요한 포인트는 33개 척추 관절의 움직임을 느끼되, 호흡이 불편하지 않도록 하는 것이다. 척추 이완의 순서는 다음과 같다.

우선, 바른 자세로 의자에 앉는다. 앉아 있을 때 몸에 힘이 들어가 있는지 확인한다. 앉아서 몸에 힘을 빼는 것이 중요하다. 이제 130쪽의 '앉아서 척추 이완' 사진 같이 조금씩 머리를 앞으로 숙여 경추, 흉추, 요추 순서대로 척추 관절을 하나하나 구부려본다. 이때 호흡은 멈추지 않고 자연스럽게 지속한다. 고개와 머리가 점점 내려가면서 두 팔은 앞으로 자연스럽게 바닥까지 떨어진다. 손이 바닥에 닿고 머리가 무릎에 닿으면, 이제 반대 방향으로 몸의 상체를 천천히 일으킨다. 이때 일으키는 순서는 반대로 요추, 흉추, 경추 순서다. 이러한 척추 이완을 세 번 한다. 급하게 할 필요 없다. 시간을 가지고 여유 있게 천천히 해본다.

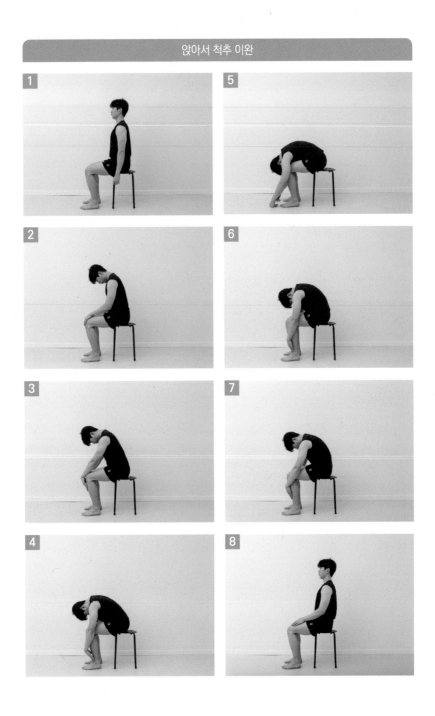

척추 이완을 하면, 머리와 몸의 체중이 아래로 내려가면서 척추의 마디가 늘어나고, 동시에 끊기지 않는 호흡을 통해 갈비뼈가 움직이며, 그 안에 폐도 같이 움직인다는 것을 알 수 있다. 몸의 무게와 자연스러운 호흡이 만나 척추 관절과 흉추 갈비뼈를 자연스럽게 이완시키는 것이다.

앉아서 호흡을 위한 척추 이완 운동의 핵심은 머리를 숙여 척추를 구부리면서 몸의 무게 중심이 아래로 이동하는 것을 느끼도록 하는 것이다. 머리를 숙여 갈비뼈가 마침내 허벅지에 닿고 호흡을 하게 되면, 갈비뼈가 움직인다는 사실을 더 선명하게 알 수 있다. 이처럼 우리 몸의 심부근, 뼈, 관절의 움직임을 아는 방법의 하나는 손이나 신체 일부가 닿게 함으로써 움직임을 선명하게 느낄 수 있다.

앉아서 호흡하기에서 앉는 자세를 할 때는 골반을 앞뒤로 굴리기가 중요하다. 의외로 골반이 앞뒤로 구르지 않는 사람들이 많다. 앉는 것이 익숙한 나머지 골반의 움직임 기능을 잃어버린 것이다. 골반이 자연스럽게 앞뒤로 또는 좌우로 움직여야 고관절 척추 등의 움직임이 유기적이다. 보상작용이 이루어지지 않아 통증도 예방할 수 있다. 골반이 앞뒤로 안 움직이면 천추와 요추의 관절 움직임이 매끄럽지 않을 수 있다. 꼬리뼈 통증을 호소하는 사람일수록 골반과 꼬리뼈가 앞뒤 좌우로 미세하게 움직이는지 확인이 필요하다.

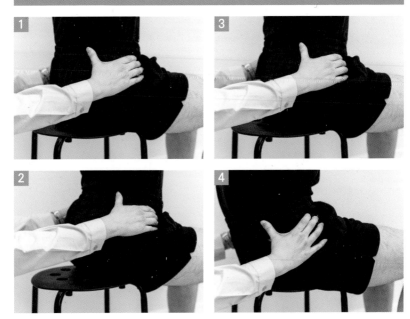

　허리와 무릎이 불편하지 않고, 또 사무실이나 집에 공간이 있다면 서서 하는 척추 이완 운동도 권한다. 무릎을 포함해 전신의 호흡 이완이 가능하다는 것이 장점이다. 다만, 무릎통증이 심각하면 고려가 필요하다. 서서 하는 척추 이완 운동과 앉아서 하는 척추 이완 운동은 큰 차이가 없다. 차이가 있다면 서서 하는 것이고, 머리와 몸통을 구부리는 정도가 손이 바닥에 닿을 때까지 더 많이 숙이는 것이다. 133쪽의 '서서 척추 이완' 사진과 같이 무릎은 쭉 펴지 않고 자연스럽게 구부려, 마치 상체를 허벅지가 받치는 느낌이 들도록 한다.

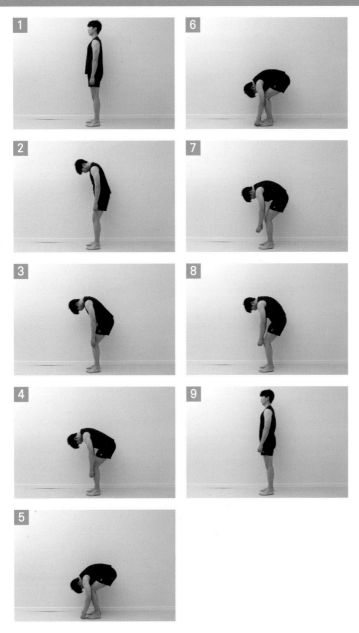

이때 온몸머리, 목, 어깨, 척추, 등, 허리, 엉덩이, 허벅지, 무릎, 종아리 등에 힘이 들어가지 않는다. 천천히 움직이고 동시에 깊은 호흡을 느리게 하면서 척추의 마디 하나하나가 늘어나는 느낌을 가지고 하면 효과가 더 높다. 처음에 호흡이 마음대로 되지 않고 중간에 멈출 수도 있다. 그러나 자꾸 하다 보면 호흡이 끊기지 않고 자연스럽게 이루어진다.

한편 몸통 비틀기 이완을 할 수도 있다. 두 손을 모아 깍지를 끼되, 이때 두 손은 135쪽의 '몸통 비틀기 이완' 사진 같이 어긋 맞춘다. 어긋 맞춰 깍지를 낀 두 손을 가슴에 댄 후 왼쪽과 오른쪽으로 번갈아 가면서 좌우로 몸을 돌린다. 이때도 호흡은 계속 이어져야 하고, 약한 호흡과 깊은 호흡을 번갈아 가면서 하면, 갈비뼈와 가슴 근육이 자극받아 깨어난다. 이렇게 세 번을 한다. 사실 세 번을 하든, 네 번을 하든 횟수는 그다지 중요하지 않다.

어깨가 아프거나 불편할 경우, 두 손을 깍지 끼기가 어렵다. 이 경우는 두 손이 아닌 편한 손을 가슴에 대고 몸통을 천천히 돌려준다. 손을 가슴에 대는 이유는 숨을 쉬면서 몸통 돌리기를 할 때 갈비뼈가 움직이고, 몸통이 회전한다는 사실을 손이 느끼면서 뇌가 인지하도록 하기 위함이다. 손을 대지 않으면 호흡을 통해 갈비뼈와 가슴 근육이 움직인다는 것을 인지하기 어렵기 때문이다. 뇌가 호흡을 통해 가슴 근육과 근막, 갈비뼈가 이완되고 있음을 선명하게 인지하도록 하는 것이 중요하다.

몸통 비틀기 이완

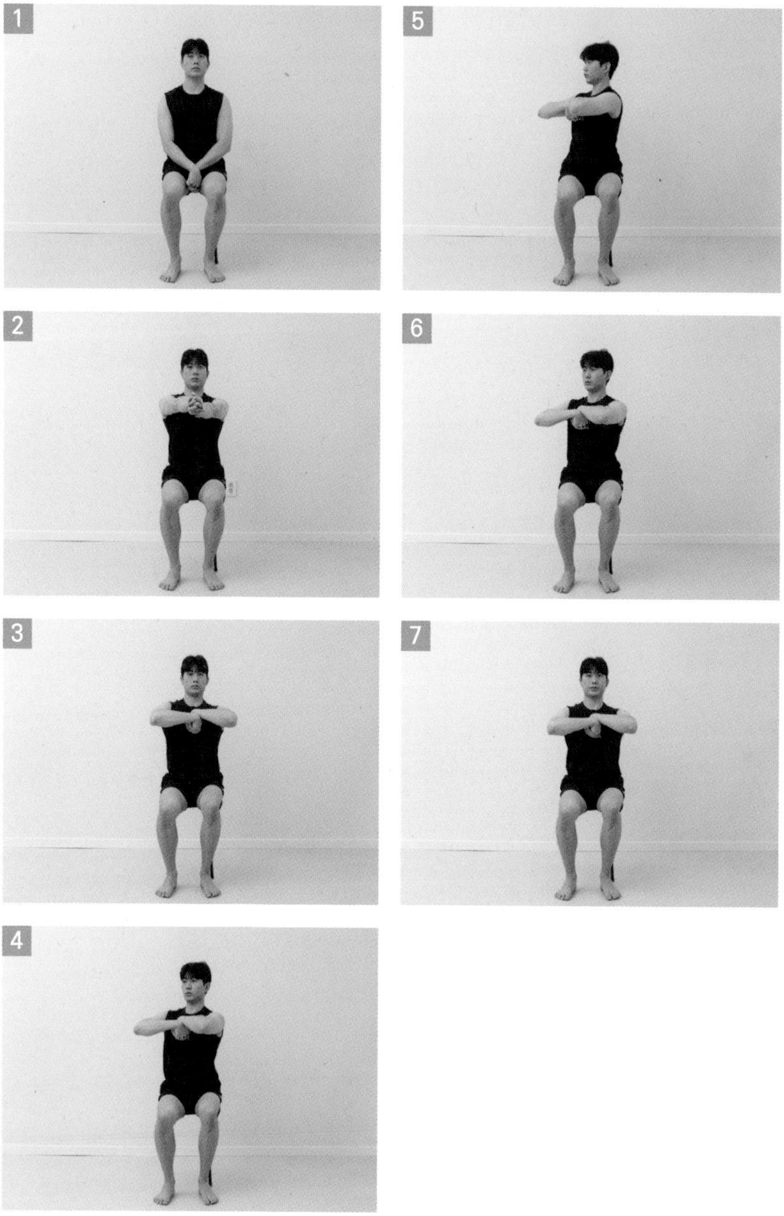

허리 아픈 사람을 위한 호흡 이완법

통증 중에 가장 흔한 것이 어깨, 허리, 무릎이다. 앉아서 호흡 이완 운동은 특히 허리의 경우 주의가 필요하다. 따라서 허리통증이 있는 분들은 누워서 호흡 이완 운동을 한다. 허리와 무릎에 무리가 가지 않으면서도 무릎을 90도로 유지할 수 있도록 의자 위에 두 발을 올린다. 누워서 천장을 보고 호흡하되, 내쉴 때 입을 오므려 '후' 하면서 항문을 몸 안으로 끌어 올렸다 천천히 풀어준다. 입으로 숨을 내쉬거나 항문을 끌어 올리는 과정에서 아랫배에 힘을 주어 복압이 느껴지는지 확인한다. 이 과정에서 본인도 모르게 어깨나 다른 부위에 힘을 주고 있지는 않은지 확인한다. 만일 어깨에 힘이 들어갔다면 힘을 주고 있다는 사실을 알아차리기만 해도 잠시 후 힘이 빠지는 것을 알 수 있다.

몸의 바닥골반근에는 항문이 있다. 항문을 끌어 올리는 느낌을 받으면 바닥골반근에 자극이 이루어진다. 앞서 허리 아픈 사람에게 손을 가슴에 대고 몸통 돌리기를 할 때 손의 촉감을 통해서 갈비뼈와 몸통 움직임을 인지하듯, 항문과 괄약근의 움직임을 느끼게 되면 바닥골반근의 움직임을 간접적으로 느낄 수 있기 때문이다. 괄약근을 끌어 올리는 느낌을 주지 않으면, 안 보이고 만져지지 않는 바닥골반근의 자극을 인식하기 어렵다.

바닥에 누워서 호흡법을 할 때는 척추와 등이 모두 바닥에 고루 닿는 것이 중요하다. 몸 어딘가에 힘이 들어가면 몸 전체가 바닥에 닿지 않을 수 있어 주의가 요구된다. 몸이 척추를 중심으로 좌우 대칭이 되어 있으므로 누웠을 때, 골반, 척추와 등, 어깨, 그리고 머리까지 가지런히 균형 잡히게 누웠는지 살펴본다. 이때 머리, 목, 어깨, 등, 허리, 골반을 찬찬히 살피면서 어딘가에 힘이 들어가지 않아야 한다. 편안한 자세로 호흡을 여러 번 하되, 급하게 하지 말고 천천히 한다. 이때 앞서 호흡법처럼 갈비뼈가 천천히 늘어나고, 등과 배 근육이 함께 움직이는 느낌을 받는지 확인한다.

호흡법이 너무 간단해서 효과가 있을까에 대해 의문이 들 수 있다. 앞서 자신의 호흡이 자연스럽게 이루어지는지 체크한 5가지 항목에서 어려움이 없는 사람이라면 더욱더 의문이 들 수 있다. 그러나 5가지 항목에 해당하거나 평소 호흡하기가 어려운 사람이라면 호흡 이완을 통해서 자신의 호흡에 집중하고, 호흡과 관련된 배, 가슴, 갈비뼈, 척추가 이완되고 자극되어 강화된다는 것을 느낄 수 있을 것이다.

호흡이 불편하지 않은 사람에게도 호흡 운동은 중요하다. 잠자는 근육을 깨우기 위해서는 우리 몸에 보이지 않고 만져지지 않은 심부근의 자극과 강화가 필요한데, 가장 먼저 이루어져야 하는 것이 호흡을 통한 코어근육 깨우기이기 때문이다.

호흡을 제대로 하는지 자신이 없다면, 손을 대어보라

어떤 사람들은 자신이 호흡을 제대로 하는지 잘 모르겠다는 사람들이 있을 수 있다. 이럴 때는 움직임이 있는 신체 부위에 가만히 손을 대면 호흡이 이루어지는지 손끝의 느낌을 통해 알 수 있다. 앉아서 하는 호흡법에서는 가슴이 무릎 위에 닿을 때 상체로 무게를 느끼며 등이 살짝 올라갔다 내려갔다 하는 것을 느낄 수 있다. 몸통 돌리기 호흡법에서는 가슴에 손을 얹어서 가슴 근육과 갈비뼈의 움직임을 알 수 있다.

원활한 호흡을 하기 위해서는 몸 전체에 힘이 빠져야 한다. 하지만 "몸에 힘이 빠지지 않아요. 어쩌죠?", "제가 힘을 주었나요? 뺐나요? 잘 모르겠어요!" 하면서 몸에 힘을 주는 것이 습관이 되어 힘 빼기를 못 하는 사람들이 있다. 어떻게 힘을 빼야 할지 당황하는 사람들에게 몇 가지 힘 빼기 동작 팁을 알려드리겠다.

바닷가에 편안히 서 있다고 상상해보자. 바닷물이 천천히 몸쪽으로 들어왔다 빠져나간다. 힘을 빼는 것도 이러한 상상과 유사하다. 우선 몸으로부터 가장 먼 곳, 즉 손과 발에 힘을 주었다 빼는 연습을 한다. 한 번에 한 손을 하되, 가장 멀리 있는 손에 힘을 주고 다음은 팔, 그다음은 어깨순이다. 힘을 뺄 때는 반대로, 어깨, 팔, 손 순서로 힘을 뺀다. 손에 힘을 주거나 빼는 것은 쉽게 할 수 있는데, 몸쪽으로 가까워질수록 힘을 주기도, 빼기도 쉽지 않다. 한 손을 마친 뒤 다른 손을 하고, 양발을 한쪽씩 차례대로 해본다.

처음에는 익숙하지 않지만, 반복할수록 몸의 감각이 살아난다. 특히, 힘을 주는 것과 빠지는 것을 뇌가 인식하는 것이 중요하다. 이 연습을 하다 보면 힘을 준 몸과 힘이 빠진 몸을 확연히 구분할 수 있다. 뇌와 몸이 힘주기와 힘 빼기가 익숙해지면, 힘을 주었다는 사실을 인지하는 것만으로도 힘이 빠지게 된다.

자신의 일상을 잘 살피면 몸 구석구석에 힘이 들어간 자신을 발견할 때가 있다. 필자의 경우 타이핑을 하려고 자판에 손을 올리기만 하면 어깨에 힘이 들어간다. 해야 할 일을 골똘히 생각할 때, 걸을 때도 어깨나 팔에 힘이 들어간 사실을 깨닫게 된다. 놀라운 것은 신체 어딘가에 힘이 들어간 사실을 깨닫는 것만으로도 잠시 후 자연스럽게 또는 즉각적으로 힘이 들어간 부위의 힘이 빠진다는 것이다. 일부러 힘을 빼기 위해 어깨나 팔을 털지 않아도 된다.

전신에 힘이 빠진 이후에야 호흡은 효과를 발휘한다. 호흡은 몸을 이완시키기도 하지만, 동시에 호흡과 관련된 작은 근육들을 자극해 강화하기도 한다. 근육의 이완과 강화는 동전의 양면과 같다. 제대로 이완되어야 제대로 강화될 수 있는 것이다. 몸이 어딘가 불편하다면 호흡을 통한 몸의 이완이 우선되어야 한다. 최강이완제인 호흡으로 몸의 이완이 이루어지면 이제 잠자는 근육을 깨울 차례다.

바디 스캐닝으로
몸을 회복하라

바디 스캐닝은 필자가 바디 스캔^{body scan}을 변형한 용어다. 원래 바디 스캔은 1980년대 미 대학병원의 존 카밧진^{Jon Kabat-Zinn} 교수의 프로그램 이름에서 유래되었다. '마음 챙김 기반 스트레스 감소^{MBSR, mindfulness-based stress reduction} 프로그램'이라고 불린 이 프로그램은 몸과 마음이 유기적으로 연결되어 통합하는 과정으로, 말 그대로 신체의 부위를 의식적으로 스캔하며 호흡하는 과정에서 스트레스가 줄어들게 하는 원리다. 바디 스캔은 700여 개가 넘는 병원과 기타 기관에서 활용하고 있으며, 그 숫자는 지금도 늘어나고 있다.

바디 스캔은 명상이나 요가와 결합하기도 한다. 자연스럽게 호흡하면서 자기 몸 구석구석을 살핀다. 이때 어느 부위가 불편하면 인식만 하고 다른 부위로 넘어가면서 머리끝에서 발끝까지 몸 전체를 스캔하는 원리다. 이 과정에서 명상의 효과인 마음의 안정, 스트레스 감소, 몸의 이완이 자연스럽게 이루어진다.

필자는 바디 스캔에 기초한 바디 스캐닝을 고안했다. 원리는 동일하다. 다만, 차이가 있다면, 몸이 뭉치거나 긴장할 때 힘을 주는 부위와 통증 부위를 천천히 호흡하면서 찬찬히 바라보고 느끼는 것이다. 이러한 과정이 반복되면 내 몸의 작은 부위도 감각을 깨우치게 된다. 평생 관심을 두지 않은 발가락의 감각, 뒤꿈치의 느낌, 아킬레스의 긴장, 종아리근육, 무릎의 느낌, 허벅지의 감각, 엉덩이 느낌, 골반의 좌우 위치와 바닥과 닿은 느낌, 허리의 S자 곡선, 등과 어깨의 좌우 느낌, 목에 힘이 들어가 있지는 않은지, 머리 위치는 정 중앙에 있는지 등을 느낄 수 있다.

바디 스캐닝이 중요한 이유

필자가 바디 스캐닝을 중요하게 생각하는 이유는 몇 가지가 있다. 첫째, 의식을 통해 신체 부위를 살필 때, 어디에 평소 몸에 힘을 주고 있는지 알 수 있다. 또한, 신체 어느 부위가 불편한지도 응시할 수 있다. 힘을 주었다는 사실을 인식하면 힘은 자연스럽게 빠진다. 불편한 부위를 차분히 응시하며 통증이나 불편한 감정에 휘둘리는 것이 아니라, 불편하다는 것을 인식만 하고 또 다른 부위를 살핀다. 다른 곳에 주의를 기울이는 과정에서 통증과 불편함이 병존할 수 있음을 깨달을 수 있다.

둘째, 신체 부위의 감각을 깨우고, 선명하게 신체 부위를 구분해낼 수 있다. 그냥 허리가 아픈 것이 아니라 허리의 안쪽인지 바깥쪽인지, 골반에 가까운 곳인지 아니면 등쪽에 가까운 것인지 등을 알 수 있다. 작은 부위 하나하나를 놓치지 않고 느끼다 보면 부위의 명칭은 알지 못해도 통증이나 불편한 부위를 좁혀서 느낄 수 있다. 신체의 각 부분에 대한 의식적 감각이 몸의 감각으로 깨어나는 것이다.

마지막으로 운동전문가의 원활한 소통에도 도움이 된다. 자기 몸에 관심을 가지다 보면 부위의 명칭도 자연스럽게 외우게 되고, 어디가 어떻게 불편한지, 운동전문가와 소통이 원활해진다. 특히 특정 부위에서 잠을 자는 근육을 깨우기 위해서 각 부위의 감각과 위치를 정확히 표현하고, 필요시 만질 수 있어야 한다.

필자는 센터를 찾는 사람들에게 자주 하는 표현들이 있다.

"꼬리뼈를 찾아 손으로 만져보세요."

"등과 어깨의 견갑골을 미세하게 움직이면서 손바닥으로 느껴보세요."

"척추 마디마디를 살살 마사지해 보세요."

바디 스캐닝하면서 신체의 모든 부위를 자기 손으로 만져보면 손의 감각도 발달한다. 미세한 근육의 움직임, 긴장, 뭉침, 근육의 늘어남, 호흡, 이완 상태가 무엇인지를 손의 '촉'을 통해 깨닫는 것은 운동 재활에 있어 무엇보다 중요하다. 그렇다면 바디 스캐닝은 어떻게 하면 좋을까?

바디 스캐닝하는 방법

바디 스캐닝은 서서 하기와 누워서 하기가 있다. 우선 서기 하기다. 전신 거울 앞에 서서 다음과 같은 질문을 해보자.

"양쪽 어깨가 수평을 이루는가?"
"양쪽 귀와 어깨의 간격이 동일한가?"
"골반 양쪽 높이가 수평을 이루는가?"
"양쪽 무릎 슬개골이 앞쪽을 향하고 있는가?"
"양발이 온몸의 체중을 골고루 싣고 있는가?"
"내 몸을 앞에서 봤을 때 등을 자연스럽게 펴고 있는가?"
"골반의 옆-무릎-발목-복숭아뼈가 일직선을 이루는가?"

허리나 무릎이 심각하게 아픈 사람은 가만히 서 있는 것조차 불편함을 느낀다. 이럴 경우, 허리와 무릎이 아프지 않은 범위에서 서보자. 엉거주춤할 수도 있다. 단 1분도 못 버티고 걸어야 할 수도 있다.

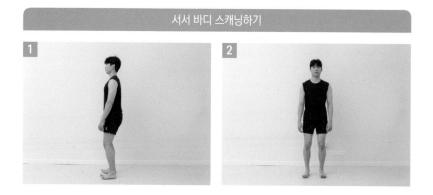

서서 바디 스캐닝하기

중요한 것은 허리와 무릎통증으로 인해 바르게 서는 것이 힘들다는 사실을 인지하는 것이다. 이것이 운동 재활의 시작이기 때문이다.

바디 스캐닝은 일반인에게도 중요하지만, 운동 선수들에게도 필요하다

필자는 골프 선수들에게 바디 스캐닝을 강조한다. 요즘 골프가 유행처럼 번지고 있지만, 골프는 몸을 한쪽으로 반복 회전시키기 때문에 몸의 균형이 깨지기 쉬운 운동이다. 골프를 멘탈 게임이라고 하듯 몸의 균형만 중요한 것이 아니라 정신적 안정감도 중요하다. 하루 4시간 18홀을 돌고, 한 샷 한 샷이 수억 원대의 상금과 직결된다. 투어 게임의 경우 하루만 게임을 하는 게 아니라, 여러 날 동안 지속되면서 선수들의 긴장은 극도에 달한다.

극도의 긴장을 느끼는 선수들에게 바디 스캐닝을 통해 몸을 무리하게 움직인 부분은 없는지 살피고, 균형 운동을 통해 최적의 기량을 유지해 게임에만 집중할 수 있도록 한다. 투어 대회 과정에서 매일 바디 스캐닝을 하면, 선수들의 게임 불안에 대해 긴장을 완화하고, 매 경기 순간 집중할 때 도움이 된다.

누워서 바디 스캐닝하는 방법

이제 누워서 바디 스캐닝을 해보자. 앞서 허리 아픈 사람을 위해 누워서 했던 호흡법을 기억할 것이다. 편안한 복장으로 두 발을 적당히 벌리고 자연스럽게 눕는다. 천천히 호흡하면서 온몸에 힘이 들어가지 않도록 한다. 눈을 감고 다음의 질문을 스스로 하면서 바디 스캐닝한다.

"바닥에 편안한 자세로 누워 머리부터 발뒤꿈치까지 바닥과 닿는 느낌이 있는가?"

"큰 대자로 바닥에 누워 있을 때 불편한 부분이 있는가?"

"내 몸 중 나도 모르게 힘이 들어간 곳은 없는가?"

"손으로 몸 이곳저곳을 만져봤을 때 굳었거나 통증이 느껴지는 부분은 없는가?"

누워서 바디 스캐닝하기

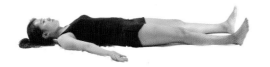

바디 스캐닝은 최소한 하루 한 번을 권장한다. 할 수만 있다면 아침에 자리에서 일어나기 전에 그리고 자기 전에 하면 더 좋다. 하루를 시작하기 전과 잠자는 과정에서 내 몸의 어딘가가 불편한 곳은 없는지 마음속으로 몸 구석구석을 이미지화하면서 살펴본다. 아침에는 하루를 수고해줄 몸에 감사한 마음을 갖는다면 더욱 좋다. 그리고 온종일 긴장하고 지친 몸을 자기 전에 바디 스캐닝으로 한 번 더 살펴보면 좋다. 아침에 불편한 곳이 있다면 어제저녁과 비교해볼 수 있다. 미세한 변화는 없는지, 안 좋은 변화인지, 긍정적인 변화인지 차분히 응시해본다. 바디 스캐닝을 하면 명상 효과가 있어 이완된 몸으로 잠을 청하면 숙면에도 도움이 된다.

우리가 흔히 아는 보잉747 항공기의 부품 수는 약 450만 개라고 한다. 하지만 그 부품 중 단 하나만 결함이 있어도 수백 명의 목숨이 위태로울 수 있다. 그래서 항공 산업에서 항공 정비는 매우 중요하다. 600개의 근육, 200여 개의 뼈와 180여 개 관절, 그리고 근막으로 이루어진 우리의 몸도 매일매일 정비가 필요하다. 아침저녁이 가장 좋지만, 바쁘고 하루 한 번밖에 시간이 없다면 자기 전에 10분을 투자해서 정비할 필요가 있다. 바디 스캐닝은 몸의 정비에 해당한다. 신체의 각 부위를 스캔할 때마다 그 부위의 주요 관절의 가동 범위가 적정한지 움직여보고, 통증이나 불편함이 시작될 조짐은 없는지, 이미 시작된 것은 아닌지 확인하고, 몸의 힘주기와 이완을 통해 근육의 탄성은 제대로 유지되는지, 근막의 장력은 적정한지 살펴본다.

자기 전 바디 스캐닝이라면 내 몸의 수고에 대한 인정과 위로도 함께 해주면 좋다. 일과 중 몸의 힘듦을 몰라주지는 않았는지, 혹시 외면하지는 않았는지, 위로하는 마음으로 몸을 바라본다. 몸의 수고로움을 인정할 때, 과도한 업무를 줄이거나 부담을 내려놓는 일은 저절로 이루어진다. 몸과 마음의 이완이 함께 이루어질 때 본격적인 운동 준비와 통증 예방이 가능하다.

바른 정렬,
통증 예방의 시작이다

바른 자세가 중요하다는 이야기는 많이 들어봤을 것이다. 센터를 찾는 사람들에게 "바른 자세로 서보세요"라고 주문해본다. 대체로 사람들이 바르게 서보라고 하면, 온몸에 힘을 주고 꼿꼿하게 선다. 허리, 어깨, 등 모두 힘이 들어가 과도하게 굳는다. 긴장된 자세는 바른 자세가 아니다. 힘이 들어간 자세도 마찬가지다. 바른 자세는 무엇보다 지속할 수 있어야 한다. 힘이 들어가서 억지로 만든 자세는 오래갈 수 없다. 통증이 오기 때문이다.

불편한 자세는 바른 자세가 아니다

바른 자세란 우리 몸의 8개 관절, 즉 어깨, 골반, 무릎, 두 발이 좌우 대칭을 이루어 평행이 된 상태다. 앞에서 본 모습만 바른 것이 아니라 옆에서 봐도 머리, 목, 골반, 발목 복숭아뼈가 일직선을 이루어야 한다. 필자는 이것을 '바른 정렬'이라고 칭한다. 바른 자세는 동작마다 다를 수 있다. 무거운 짐을 들 때의 바른 자세는 자연스럽게 걷기를 할 때의 바른 자세와 다르다. 필자가 말하는 바른 정렬은 서 있을 때 앞뒤가 대칭이 이루고, 옆에서 봐도 주요 관절 부위가 일직선이 된 자세다.

바른 정렬

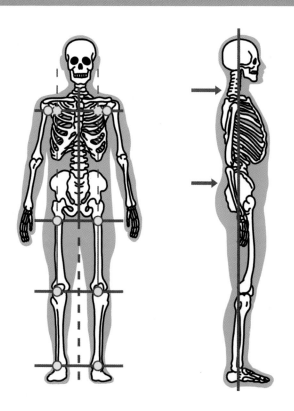

바른 정렬이 중요한 이유

바른 정렬이 중요한 이유는 통증 예방이 첫 번째다. 관절의 고유한 가동 범위를 확보하고, 근육과 근막을 이용한 움직임이 원활할 수 있기 때문이다. 무릎의 관절이 틀어져 있거나 허리에 S자 커브가 이루어지지 않은 경우, 머리가 앞으로 나와 목이 일자가 된 경우, 등이 말려 라운드 숄더인 경우, 가동 범위는 이상적이지 않고 근육과 근막은 불편한 자세와 움직임을 보상하게 된다. 이러한 불편한 자세가 지속 반복되면 통증이 생긴다는 사실은 이미 앞에서 다루었다.

그러나 바른 정렬을 하기란 생각만큼 쉽지 않다. 허리가 아픈 사람은 허리를 펴기가 쉽지 않다. 허리를 펴기 위해 무릎을 굽히기도 한다. 반면에 무릎이 아픈 사람은 무릎에 하중이 가는 것을 회피한다. 한편, 통증이 없는 사람도 바른 정렬을 하기가 쉽지 않을 수 있다. 신경 써서 바른 정렬을 해본 경험이 없기 때문이다.

거울을 보고 바른 정렬을 해보지만, 처음에는 모든 것이 낯설다. 몸의 주요 관절 부위를 찬찬히 응시한다. 이때 몸에 힘은 빼야 한다. 각 부위가 눈에 익으면서도 이러한 모습이었구나 하는 새로움을 느낌을 받을 수 있다. 때로는 자신이 바른 정렬을 하는지 자신이 없을 수도 있다. 이럴 때 앞과 옆 사진을 찍어 주요 관절 부위가 일직선이 되는지, 어깨, 무릎, 발목에 선을 그어보기도 한다.

몸의 '중심 찾기'로 바른 자세를 찾아본다

앞서 발에서 설명한 바와 같이 몸의 체중이 제대로 분산되어야 하고, 몸의 중심이 제대로 이루어졌는지 확인하는 방법이 있다. 바로 '중심 찾기'다. 눈을 감고 선 자세에서 몸을 좌우로, 그리고 앞뒤로 아주 미세하게 움직여본다. 조금씩 움직이다 보면 중심 감각이 생겨 어디가 제대로 된 중심인지 알게 된다. 특히 현대인은 고개와 어깨가 앞으로 쏠리는 습관이 있어 등이 팽팽하게 긴장하거나 굽는 경향이 있다. 앞뒤 중심 찾기를 하다 보면, 어느 지점에선가 몸의 긴장된 지점이 풀리며 시원해지는 곳이 있다.

편안하게 몸의 주요 관절이 일직선이 되지 않는다고 해서 너무 실망할 필요는 없다. 모든 것은 시간이 필요하다. 자기 몸이 편안하게 제대로 일직선이 안 되는 사실을 아는 것은 운동 재활의 중요한 시작점이기 때문이다.

앞으로 쏠림 자세는 국민 대세

크게 통증이 없는 사람들에게 바른 정렬을 해보라고 하면 대체로 빠지지 않는 자세가 한 가지 있다. 바로 몸이 앞으로 기울어지는 것이다. 생각해보면 우리는 뒤로 걷기는 해본 적이 거의 없다. 앞으로 무게 중심이 쏠리는 것은 당연한 것이 아닌가 싶다. 그러나 그렇지 않다. 대부분 사람의 무게 중심이 앞으로 쏠리는 이유는 머리의 위치와 둥근 어깨 때문이다. PC, 휴대폰, 태블릿 등 과도한 기기 이용 때문이다.

이러한 앞으로 쏠림 자세는 사람의 심리와도 무관하지 않다. 전 세계의 국가 대표들이 모이는 국제회의를 보면, 개도국 대표들은 느리고 바르게 서서 걷지만, 선진국 대표들은 일정 각도 이상 앞으로 기울어져 걷는다는 이야기가 있다. 마음이 조급한 사람들이 앞으로 쏠림이 더 강하다는 사실은 설득력 있다. 마음이 급한 사람은 하늘을 보지 않고 앞이나 아래를 주시하며 걷는다.

앞서 우리 몸의 8개 주요 관절은 좌우 대칭을 이루고, 옆에서 일직선이 되어야 한다고 했다. 이때 유념할 사항이 있다. 모든 사람은 각기 다른 체형을 가지고 있다는 사실이다. 앞서 우리 몸이 기성복이 아닌 맞춤복이라는 말과 맥락을 같이 한다. 그런 의미에서 8개 주요 관절의 바른 정렬이란 자로 잰 듯한 좌우 대칭을 의미하지 않는다.

학생 때부터 한쪽으로 무거운 가방을 메고 다녀 한쪽 어깨가 낮을 경우, 비대칭이 이루어졌다는 사실을 인지할 수 있다. 여기서 생각이 머무는 것이 아니라 이러한 비대칭의 이면에 척추의 길이도 달라졌을 수 있고, 골반의 좌우 균형이 깨져 있을 수도 있다는 생각도 해 보면 좋다. 또한, 어깨 움직임을 할 때 그러한 몸의 비대칭을 인지하면서 몸의 움직임을 살피면 좋다. 허리통증으로 무릎을 굽혀야지만 상체가 세워진다면, 통증이 없는 범위에서 서보는 것도 의미가 있다. 허리가 아파 무릎이 보상하고 있다는 사실을 인지할 수 있다.

여성들은 자신도 모르게 배에 힘이 많이 들어간다

여성들에게 바른 정렬을 해보라고 하면, 나온 배에 힘을 주어 납작하게 하고, 횡격막을 비롯한 가슴을 들어 올리면서 호흡이 불완전해지고 등은 굳게 된다. 배가 앞으로 나왔다는 사실로 몇 가지를 유추해볼 수 있다. 배가 나오는 과정에서 복근이 늘어지고, 이에 따라 골반을 지탱하는 앞뒤 근육에 균형이 깨져 골반이 평형하지 않고, 앞으로 기울어져 있을 가능성이 크다. 아울러 배가 나오면서 코어근육이 늘어져 근육이 적정한 긴장을 갖지 못한다.

특히 젊은 여성들의 경우, 신체의 아름다움을 유지하기 위해 바른 자세를 억지로 취하면서 몸에 힘을 주게 되어 몸이 긴장하게 된다. 힘을 준 어떤 자세도 바른 자세가 될 수 없다. 바른 자세는 힘을 빼야 가능하기 때문이다. 문제 해결을 위해서는 코어근육 강화 호흡법을 통해 배가 나오는 것을 어느 정도 잡아주고, 골반의 위치도 제 위치로 가도록 한다. 이러한 일련의 과정을 거쳐야 배가 나오지 않고, 매끈한 복부를 만들 수 있다. 복부 운동만으로는 근본적인 한계가 있다.

조각상처럼 완벽한 체형은 오히려 드물다. 완벽한 좌우 대칭 정렬이 이루어지지 않는다고 실망할 이유는 없다. 몸의 정렬이 바르지 않다는 사실, 그리고 바르지 않은 정렬 부위가 어떤 움직임을 만들어내는지 유심히 관찰하는 것이 중요하다. 움직임이 회복되는 과정을 통해 몸이 전혀 불편하지 않으면서도 이상적인 바른 정렬을 만들 수 있기 때문이다.

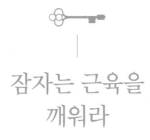

잠자는 근육을
깨워라

앞에서 우리는 근육이 왜 잠을 자는지, 그리고 잠을 자면 무슨 일이 벌어지는지 살펴봤다. 우리 몸의 600여 개 근육 가운데 가장 먼저 잠을 깨워야 하는 근육이 있다면, 필자는 단연 엉덩이근육이라고 주저 없이 말한다. 10명 중 9명의 엉덩이근육이 잠을 자고 있다. 허리통증이 있든 없든, 무릎통증이 있든 없든, 대부분 사람의 엉덩이근육은 잠을 잔다.

생각해보면 이유는 간단하다. 엉덩이근육을 쓸 일이 없기 때문이다. 소파에서 앉아서 생활하고, 사무실에서 앉아서 일하며, 운전하는 사람들은 출퇴근할 때도 앉아 있다. 엉덩이근육은 깔고 앉는 방석이 된 지 오래다. 오래 깔고 앉아 활용하지 않다 보니 엉덩이근육은 움직임 기억상실증이 걸렸다. 자신의 활용법을 잃어버린 것이다.

걸을 때 엉덩이근육이 몸을 밀어 주어야 하는데, 허벅지근육으로 다리를 올린다. 계단이나 산을 오를 때도 엉덩이근육을 쓰지 않다 보니 애꿎은 허벅지근육이 통증을 느낀다. 엉덩이근육은 앞으로 나아가고 다리를 올릴 때 추진력을 내어주는 근육이다. 엉덩이근육이 잠을 자면, 고관절도 충분히 가동하지 않고, 허벅지와 무릎이 보상 작용을 해야 한다.

엉덩이근육이 중요한 이유는 구조적 측면에서 찾을 수 있다. 엉덩이는 허리와 골반을 연결하고 있으며, 아래는 고관절과 허벅지근육 및 다리뼈를 연결하고 있다. 상체와 하체 두 움직임을 원활하게 해주는 핵심 근육이다. 엉덩이근육이 일단 잠을 자면, 스스로 깨어날 수는 없다. 몸에 준 힘은 뇌의 의식만으로 뺄 수 있지만, 잠을 자는 근육을 깨우는 것은 뇌의 의식만으로는 안 된다. 반복적인 훈련과 자극이 필수다.

그렇다면 자기 엉덩이근육이 자고 있는지, 또는 어느 정도 기억상실증을 앓고 있는지 자가 질문을 통해 알아보자.

"일어서서 엉덩이에 힘을 줄 때 원하는 만큼 힘이 들어가나요?"
"힘을 주면 양쪽 엉덩이가 딱딱해지나요?"
"엉덩이 한쪽씩 따로따로 힘을 줄 수 있나요?"
"정확한 자세로 스쾃을 할 수 있나요?"
"평상시 계단을 오를 때 허벅지가 뻐근한가요?"

엉덩이에 힘이 안 들어가거나 엉덩이근육을 사용하지 못해 허벅지가 뻐근해진다면 엉덩이근육은 잠을 자고 있다고 봐야 한다. 엉덩이에 힘을 주라고 하면 엉뚱하게 허벅지에 힘을 주는 사람들이 의외로 많다. 한쪽 엉덩이에 힘을 주라니 과연 가능하기나 한가 반문하는 사람도 있다. 스쾃을 얼마든지 할 수 있다고 자신하면서 허벅지가 아프다고 하는 사람들은 모두 엉덩이근육을 사용하지 못하는 것이다.

서서 엉덩이근육 깨우는 방법

잠자는 엉덩이근육을 깨우는 방법으로 '서서 엉덩이근육 깨우기' 2단계가 있다.

[1단계]

① 먼저 양발의 발뒤꿈치를 붙이고 앞발을 45도 벌려, 양쪽 허벅지가 종이 한 장을 지지하고 있다는 느낌으로 허벅지를 붙인다.

② 양쪽 엉덩이에 힘을 준다. 이때 항문이 배꼽과 만난다는 느낌이 들도록 항문을 끌어 올리고, 엉덩이를 가운데로 모으는 느낌을 최대한 갖는다. 엉덩이에 힘을 줄 때 주의할 점은 골반을 앞으로 밀지 말아야 한다. 골반이 앞으로 기울어지면 관절의 정렬이 깨지기 때문이다. 엉덩이에 힘을 주었는지는 항문과 고관절 바깥쪽, 그리고 엉덩이 아랫부분이 딱딱해지는지 만져서 확인할 수 있다.

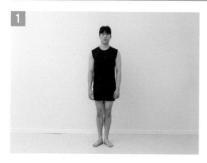
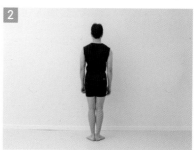

1단계가 익숙해지면 2단계로 조금 더 난도가 높은 엉덩이근육 깨우기를 해보자.

[2단계]

① 양발을 어깨너비로 벌리고 선 후 한쪽 엉덩이에 손을 댄다.

② 손을 올려놓은 엉덩이만 힘을 준다. 엉덩이가 단단해졌다가 힘을 빼면 부드럽게 천천히 이완하는 것을 느껴본다. 반대 엉덩이에 대해서도 동일하게 한다.

서서 엉덩이근육 깨우기 2

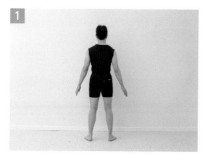
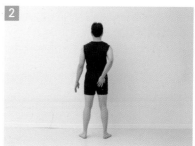

자기 엉덩이에 손을 굳이 대는 이유는 엉덩이에 힘이 들어간다는 것을 손의 촉감을 통해서 뇌가 인지하도록 하기 위함이다. 손을 대지 않으면 엉덩이에 힘이 들어가는지 뇌가 정확히 인지하기 어렵기 때문이다. 이때 주의할 점은 뒤꿈치에 체중이 실리는지 확인이 필요하다. 체중이 앞으로 쏠리면 골반이 밀려나서 관절 정렬이 깨질 수 있다.

2단계의 엉덩이 힘주기는 수시로 하면 좋다. 버스 안에서, 지하철 안에서, 회의를 기다리면서 등 언제 어디서나 손쉽게 할 수 있는 운동이다. 이때 주의할 점은 엉덩이에 힘을 주었다 뺐다 하는 두 느낌을 둘 다 정확히 느껴야 한다. 엉덩이에 힘만 준다고 깨어나는 것이 아니다. 근육은 탄성이 있어야 비로소 필요할 때 힘을 발휘한다. 따라서 힘을 주어 뭉치게 하는 것도 중요하지만, 이완을 통해서 근육 본래의 탄성을 유지하는 것이 가장 중요하다.

누워서 엉덩이 힘주기 방법

엉덩이근육 힘주기는 생각만큼 쉽지 않다. 아무리 엉덩이에 힘을 주라고 해도 못 하는 사람이 있다. 허리통증 등으로 서서 엉덩이에 힘주기 어려워하는 사람도 있다. 이러한 사람들에게는 '누워서 엉덩이 힘주기'를 추천한다.

[1단계]

① 베개를 아랫배에 놓고 엎드린다. 허리가 아픈 사람들에게 엎드

린 자세가 몸에 좋지 않을 수 있다. 허리에 무리를 최대한 줄이기 위해서 아랫배에 베개를 넣어 허리의 부담을 줄이면서 엉덩이 힘주기가 가능하다.

② 숨을 천천히 깊이 들이마신다. 이때 골반 바닥까지 숨을 들이마신다는 느낌으로 호흡에 집중한다.

③ 깊이 들이마신 숨을 '후' 내뱉으면서 엉덩이에 힘을 주되, 항문을 조이며 항문이 배꼽과 만나는 느낌으로 해본다. 서서 엉덩이 힘주기와 유사하다.

④ 양쪽 엉덩이에서 힘을 천천히 뺀다.

누워서 엉덩이근육 깨우기 1

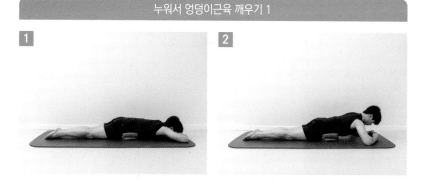

[2단계]

① 제1단계가 익숙해지면 양손과 팔꿈치를 바닥에 대고 상체를 살짝 들어 등을 편다. 1단계에서 엉덩이에 힘주기를 통해 엉덩이근육이 깨어나면, 이 동작을 통해서 엉덩이근육이 등쪽의 광배근과 맞물려서 움직임을 회복하도록 운동해주는 것이다.

② 제1단계의 ②부터 ④까지 과정을 반복한다.

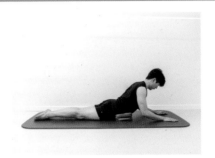

[3단계]

2단계가 익숙해지면 손바닥으로 받치고 상체를 들어 2단계 순서를 반복한다. 엉덩이근육을 깨워 광배근과 움직임을 연습했다면, 엉덩이근육과 배 앞뒤 근육들이 모두 유기적으로 움직일 수 있는 동작을 연습한다. 엉덩이가 약하면 몸이 앞으로 굽는 경향이 있고, 가슴근육은 좁아지는 반면, 등근육은 긴장하기 때문이다. 깨어난 엉덩이근육과 앞의 가슴근육과 뒤의 등근육 전체의 움직임이 조화를 이루어낸다.

이때 주의할 것은 양쪽 엉덩이가 균일하게 힘이 들어가는지, 또 빠질 때 동시에 빠지는지 체크한다. 엉덩이 힘주기가 어느 정도 되면 스쾃을 해본다. 스쾃은 허벅지가 아니라 엉덩이근육으로 해야 제대로 할 수 있기 때문이다. 또한, 의자에 앉는 자세를 유지해야 하므로, 엉덩이근육과 고관절이 제대로 잘 맞물려 움직이도록 하는 효과도 있다.

① 양발을 어깨너비로 벌리고 양팔을 앞으로 뻗는다.
② 엉덩이를 뒤로 뺀 채 허벅지와 바닥이 수평이 될 때까지 천천히 의자에 앉는 자세를 취한다. 이때 무릎이 발보다 나오지 않아야 하고 허리가 꺾이지 않도록 주의하며 고관절을 충분히 움직여준다.
③ 일어날 때 발뒤꿈치로 바닥을 누르면서 천천히 일어난다.

스쾃 외 런지 자세도 엉덩이근육과 대퇴근육을 맞물리게 하고, 고관절 가동 범위 확보에 도움이 된다. 런지 운동 순서는 다음과 같다.

① 골반 넓이만큼 두 발을 벌려서 무릎을 바닥에 대고 선다. 이때 엉덩이에 힘을 주어본다.
② 한쪽 발을 90도로 세운다. 몸은 중심을 잡고, 골반은 정렬을 맞춘다.
③ 반대 발의 발가락을 바닥에 세운다. 계속해서 몸은 중심을 잡고, 골반은 정렬을 맞춘다.
④ 뒷발을 이용해 몸을 일으켜 세운다. 뒷발과 앞발에 체중을 분산하되, 골반이 치우치지 않게 일어선다.
⑤ 발을 바꾸어 같은 방법을 반복한다. 이때 양쪽 엉덩이에 동일한 힘이 느껴지는 살펴본다.

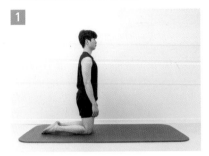

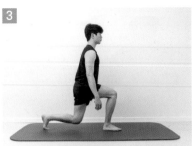

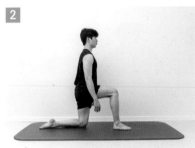

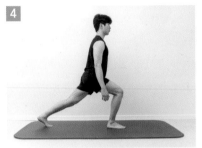

참고로 ②~④ 동작에서 앞발을 밟는 느낌을 주어야 하는데, 전문
가의 도움을 받지 못하는 경우, 오히려 무릎통증의 우려가 있어, 몸
에 통증을 느끼지 않는 범위에서 뒷발에 힘을 주어 몸을 일으키는
연습을 한다.

생활 습관상 현대인의 엉덩이근육은 잠을 자기 쉽다. 심부근과 달
리 눈에 보이고 만져지기도 하는데 잠을 자는 것이다. 잠을 잔다는
사실도 모르기 때문에 의식적으로 엉덩이근육을 깨워야 한다. 엉덩
이근육은 위로는 골반 움직임과 척추, 아래는 고관절과 무릎관절 움
직임의 핵심이다. 엉덩이근육이 깨어 있지 않으면 골반과 척추의 움
직임은 불편하게 되고, 고관절과 무릎관절에 문제가 생기게 된다.

스쾃을 할 때 엉덩이근육의 힘으로 하지 않고, 허벅지로 하므로 무릎이 아픈 것이다.

엉덩이근육이 깨어나지 않으면 몸의 균형이 깨질 것은 명백하다. 엉덩이근육의 잠을 깨우는 것이야말로 바른 정렬의 첫 단추이며, 통증 예방의 기본이라고 할 수 있다. 엉덩이근육이 깨어 있는지 힘을 주어 수시로 살펴볼 필요가 있다.

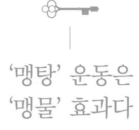

'맹탕' 운동은
'맹물' 효과다

이른 아침 시간에 헬스장은 하루를 치열하게 여는 사람들이 즐비하다. 이들 중 상당수는 TV를 시청한다. 이른 아침일수록 간밤의 뉴스를 확인하고, 오늘 해야 할 일을 점검하는 시간으로 삼는 것이다. 또는 자신이 좋아하는 음악이나 라디오 프로가 있다면 귀에 이어폰을 끼고 격렬한 운동을 하기도 한다.

물이 좋지만, 미네랄 없는 물은 몸에 그다지 좋지 않다. 소금이 우리 몸에 꼭 필요하지만, 미네랄이 없는 식염은 권장하지 않는다. 운동 중에도 '맹탕' 운동이 있다. 안 하는 것보다는 낫다고 할 수 있지만, 반드시 안 한 것보다 나은지는 의문이 든다.

TV를 시청하거나 음악에 집중해서 잘못된 자세인 줄 모르고 운동한다면, 몸 어디에서 통증이 밀려올 것이다. 자기 몸을 망가뜨리고 있기 때문이다. 건강하기 위해 운동하지만, 정작 운동하다가 다치는 일이 생각보다 빈번하다. 이 모든 것은 자세가 바르지 않거나 근육을 사용하는 순서가 잘못되었기 때문이다.

"지난주에 운동 잘하셨나요?"

"네, 말씀하신 대로 해봤어요!"

"엉덩이에 힘을 주어보세요! 왼쪽 엉덩이, 반대쪽 엉덩이. 엉덩이에 힘이 안 들어가고 허벅지에 힘이 들어가네요."

엉덩이에 전혀 힘이 들어가지 않아서 다시 물어본다.

"어떻게 하셨어요?"

"하라는 대로 했는데요?"

"스스로 엉덩이에 손을 대고 하셨나요? 혹시 집에서 어떻게 연습하셨어요?"

돌아오는 답변은 "누워서 유튜브 보면서 해봤어요" 또는 "업무 자료 보면서 해봤어요"다.

센터에서는 재활운동 동작을 알려드리고 스스로 운동하는 연습을 하도록 한다. 센터에서 운동을 마치고 집에 가서 운동해야지만, 통증과 바른 자세 관리가 가능하기 때문이다. 잠자는 엉덩이근육을 깨우기 위해 센터에서 충분히 훈련했으나, 다음에 센터 와서 엉덩이에 힘을 주어보라고 하면, 힘을 제대로 주지 못하는 사람들이 의외로 많다.

모두 '맹탕' 운동을 한 결과물이다. '맹탕' 운동은 '맹물' 효과만 있을 뿐이다. 뇌는 주의해서 인지하지 않으면, 좀처럼 선명하게 기억하지 못한다. 습관화되고 반복적인 일상 행동을 할 뿐이다. 우리는 잘못된 자세를 바꾸어 바른 자세 습관을 갖던가, 이것이 어려우면 뇌가 끊임없이 잘못된 자세를 인지하도록 해야 한다. 새로운 재활운동 동작을 배워 뇌가 기억하기까지, 또는 몸이 기억하게 하기 위해서는 주의 깊고 정확한 동작 연습이 필요하다.

집에서 유튜브를 보거나 SNS를 하면서 잠자는 근육을 깨우기는 어렵다. 어쩌면 불가능에 가까울 수 있다. 근육이 잠을 자는 데는 다 이유가 있다. 또한, 한번 잠이 든 근육은 좀처럼 깨어나지 않는다. 그런데 머릿속으로 다른 생각을 하거나 손은 휴대폰을 만지작거리면서 잠자는 근육을 깨울 수 있을까? 적지 않은 회비를 내는 회원에게 나무라지는 못하지만, 필자는 '제대로 가르치지 못했구나' 하는 자책을 하곤 한다.

운동은 한 번을 해도 정확히 하는 것이 중요하다

운동을 정확히 하려면 몸 하나하나의 근육과 근막을 상상하며, 자신의 자세가 어떠한지를 이미지화해 연습하는 것이 필요하다. 그러한 이미지화 연습이 충분해지면 몸이 움직임을 기억하고 뇌가 움직임을 기억한다. 몸과 뇌가 기억하기 전까지는 근육, 근막, 관절의 움직임에만 집중하는 것이 중요하다. 단 하나의 움직임이라도 제대로 정확히 하는 것이 허술하게 10번, 100번 하는 것보다 중요하다.

운동 효과와 관련해 한 가지 더 주의할 사항이 있다. 정확한 동작도 중요하지만, Part 01에서 살펴본 바와 같이 근육의 사용 순서, 즉 안정화근육과 움직임근육의 순서도 중요하다는 사실이다. 스쾃 동작을 가르쳐주고 집에서 스쾃 연습을 했는데, 무릎통증을 호소하는 경우가 종종 있다. 몸의 체중을 고관절에 싣지 않고 허벅지에 힘을 주어 무릎을 과하게 사용했기 때문이다. 이처럼 동작이 정확하지 않으면 운동을 한 것이 아니라 부상을 일으키는 노동을 한 셈이다.

단 한 번의 움직임과 운동 동작을 하더라도 자기 몸의 근육, 관절, 근막이 제대로 움직이고 있는지, 운동 효과는 있는지 집중하는 것이 좋다. 운동할 때마다 운동 효과를 느끼기 위해 운동하는 부위를 손의 촉감으로 만져보는 것도 좋은 방법이다. 자기 몸이지만, 힘이 들어가는지 빠지는지 어떻게 움직이는지 바로바로 이해하기란 쉽지 않다. 그래서 좀 낯설더라도 몸의 운동 부위를 자주 만지는 것이 중요하다. 또한, 만지기가 어려운 부위라면 최대한 상상력을 발휘해 몸의 근육, 관절, 근막이 앞에서 배운 대로 회복되고 있는지, 제대로 움직임이 일어나는지 이미지화하는 것이 중요하다.

'맹물' 운동 '맹탕' 효과 사례로 빼놓을 수 없는 예가 있다. 바로 재활운동전문가의 원리를 충분히 공감하지 못하고, 집에서 임의로 운동하는 경우다. 한번은 20대 후반 남성 회사원이 센터를 찾아왔다. 평소 운동을 즐기는 그는 어깨를 다치고 회복하는 과정에서 어깨 가동 범위에 제한을 느껴 불편함을 호소했다. 앞서 어깨에서 살폈지만, 어깨는 매우 불안정성이 높은 부위다. 어깨 가동 범위를 넓히기 위해서는 섬세하고 미세한 움직임의 회복이 선행되어야 했다.

센터에서 어깨에 통증이 가시 않는 범위에서 조심스럽게 어깨 회전근을 움직이도록 함께 훈련했다. 아주 약하고 미세한 움직임을 통해 어깨 회전근의 가동 범위를 점차 늘려갈 계획이었다. 아주 약하고 미세한 운동을 하면, 일부 회원들은 '이게 무슨 운동인가?', '이 운동으로 효과가 있겠어?' 하는 의구심을 품고, 집에서 본인이 임의로 과하게 운동하는 경우가 종종 있다. 이 남성 회사원의 경우도 그랬다.

섬세하고 미세한 속근육을 깨우는 지름길을 알려주었는데, 돌아가는 결과를 일으키는 것이다. 속근육은 대체로 보이지도, 만져지지도 않아 그 효과를 체감하기가 쉽지 않다. 그러나 움직임의 문제라면 큰 근육을 이완하고, 작은 근육을 제대로 깨워야 겉근육과의 협업이 가능하다. 운동을 좋아하거나 자기 몸에 대해 평소 잘 안다고 생각하는 회원 중 이러한 경우가 많은 편이어서 더욱 안타까울 때가 있다.

많은 사람이 움직임과 운동의 차이를 이해하는 데 어려움을 겪는다. 움직임보다 때로는 운동을 통해 아름다운 몸매를 원하기도 한다. 특히 미세한 움직임을 통한 잠자는 근육을 깨우는 숙제를 내주면, 더 과한 운동으로 더 큰 효과를 빨리 보려고 성급해하기도 한다. 우리가 필요한 것은 바디 프로필을 위한 몸매가 아니라, 원활한 움직임을 만들어내는 몸이다. 아름다운 몸매가 지속 가능하려면 통증 없는 움직임이 전제되어야 한다. 아프기 시작하면 초콜릿근육도 애플힙도 의미가 없음을 깨닫기는 시간문제이기 때문이다.

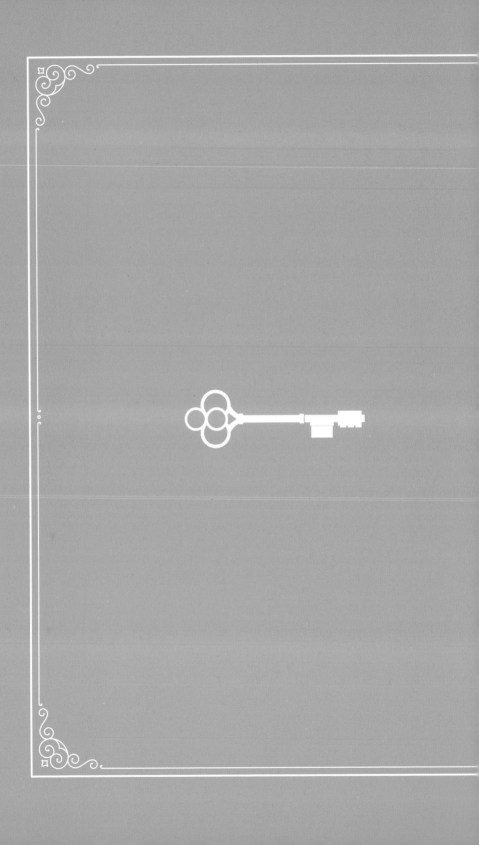

Part
05

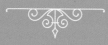

잠자는 근육
깨우기
실전 사례

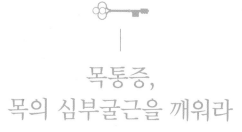

목통증,
목의 심부굴근을 깨워라

목디스크 진단을 받은 60대 후반 남성이 센터를 방문했다. 평소 골프를 즐기는 그는 심각한 목통증이 한 차례 지난 상황이었다. 골프를 하면 견갑골 안쪽에 통증이 있었고, 옆으로 잘 때 양쪽 어깨에 저림 증상을 호소했다. 팔 저림으로 인해 옆으로 잠을 자지 못하고 반듯하게 자왔다고 했다. 병원의 진단에 따르면 경추 3번, 4번, 5번, 6번에서 퇴행이 진행되고 있었다. 다행히 자신이 근무하는 직장에서 요가, 필라테스를 하고, 선생님으로부터 통증관리를 받아왔다고 한다.

또 다른 사례는 크로스핏여러 근력 운동을 번갈아 하는 방식의 크로스 트레이닝과 피트니스의 합성어을 즐기는 30대 초반 남성이다. 이 남성은 평소 다양한 운동을 즐기는데, 운동할 때 왼쪽과 오른쪽 어깨가 차이 나서 이를 불편하게 여기고 있었다. 어깨는 전형적인 라운드 숄더였고, 한쪽이 조금 더 심했다. 좋아하던 운동을 하다 멈추면, 뭔가 기분 나쁜 불편함과 통증이 있다고 호소했다. 어깨를 움직이면 약간의 소리가 났다.

과거 이야기를 들어보니, 남성은 10년 전에 오른쪽 바깥 복숭아뼈가 부러진 경험이 있었다. 운동을 좋아해서 몸이 회복되기 전에 달렸다고 한다. 내리막길을 걸어갈 때는 오른쪽 무릎의 바깥쪽이 콕콕 찌르는 느낌이 있다고 했다. 남성은 어깨가 문제라고 이야기했지만, 몸을 차분히 보니 어깨의 균형이 깨진 것 외에도 고관절에 문제가 있어 스쾃 할 때 엉덩이 한쪽이 덜 내려갔다.

목통증을 치유하는 재활운동

앞서 살폈듯이 목, 어깨, 등은 트리오로 하나만 다루어서는 안 되고, 셋을 함께 다루어야 한다. 사례는 조금씩 달랐지만, 근막과 근육을 이완하고, 잠자는 근육을 깨워 연관 근육과 관절의 가동 범위를 확보하는 원리는 다르지 않다. 운동 재활 순서는 다음과 같다.

첫째, 이완한다.

뭉친 근육과 근막을 이완한다. 이완하는 부위는 손을 이용할 수도 있고, 폼롤러를 이용할 수도 있다. 손을 이용하는 경우 손가락을 이용해 약간의 무게감을 느낄 정도로 흉골 등을 지그시 눌러 이완한다. 폼롤러로 목, 등, 어깨를 이완하되 문지르기보다는 체중으로 지그시 눌러 호흡만 해도 근막과 근육은 자연스럽게 이완한다.

둘째, 움직임을 회복한다.

옆으로 무릎을 90도로 하고 폼롤러를 옆으로 놓고 눕는다. 머리 밑에 얇은 베개를 대어 가장 편안한 자세를 유지한다. 두 무릎이 닿는 것이 불편할 경우 다리에 가벼운 쿠션이나 베개를 넣어 아래의 '폼롤러로 근막 이완하기' 사진처럼 편안한 자세를 유지한다. 한쪽 손은 바닥에, 한쪽 손은 몸쪽에 놓고 천천히 최대한 밀었다 당겨본다. 옆으로 누울 때 두 다리를 90도로 유지하는 이유는 다리를 펴는 것이 몸을 불편하게 하고 긴장시키기 때문이다. 특히 허리통증이 있는 사람에게 옆으로 다리를 펴고 눕기는 쉽지 않을 수 있다.

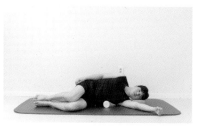

폼롤러로 근막 이완하기

폼롤러를 이용한
근막 이완 운동

이때 흉추의 회전이 이루어지면서 목의 회전도 함께 이루어진다. 호흡을 가다듬으면 갈비뼈도 조금씩 늘어난다. 자세를 바꾸어 반대 팔과 손을 펴서 바닥에 놓고 반대쪽 손을 올려놓고 길게 늘였다 당기는 것을 반복한다. 호흡을 멈추지 않고 통증이 느껴지지 않도록 천천히 한다. 앞서 목, 어깨, 등, 앞의 가슴근육 등이 이완되어서 흉추와 경추의 회전을 통해 관련 근육, 근막, 관절의 가동 범위를 확보하는 것이다.

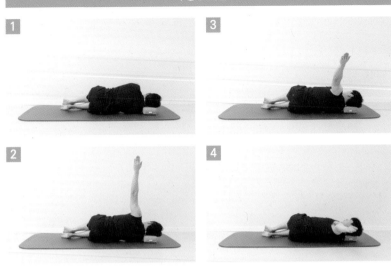

셋째, 목의 신전근 긴장을 푼다.

바닥에 머리 뒤통수, 척추, 꼬리뼈까지 반듯하게 누워 무릎을 세운다. 뒤통수 중 튀어나온 부분을 너무 푹신하지 않은 베개에 반만 걸치고, 뒤통수로 힘을 주어 눌렀다 피기를 반복해 목덜미의 긴장을 이완한다. 처음에는 목덜미 근육에 힘이 들어가는 게 느껴지지 않을 수 있다. 이때 팔을 가지런히 바닥에 대고 손에 힘을 주었다 힘을 빼는 연습을 한 후 뒤통수로 베개를 눌렀다 힘을 빼기를 반복한다.

목덜미 신전근 긴장 풀기

목덜미 신전근 긴장 풀기

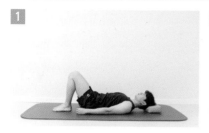

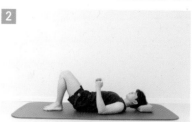

넷째, 목의 심부굴근을 깨운다.

몸이 긴장되면 심부굴근이 잠을 자기 쉽다. 앞서 누워 있는 자세에서 턱을 1mm만 까딱까딱하는 것으로도 심부굴근을 깨우기 충분하다.

다섯째, 광배근 움직임을 확인한다.

누워 있는 자세에서 무릎을 세우고 두 팔을 머리 뒤로 뻗되, 두 손은 깍지를 끼고 만세를 한다. 만세 동작에서 두 손을 풀어 원을 그리면서 몸 옆으로 놓는다. 이러한 동작을 20~30번 하되, 힘들면 중간에 쉬면서 한다. 이 과정에서 가슴과 등, 척추가 광배근과 함께 움직임이 원활한지 확인한다. 이때 허리가 바닥에서 떨어지지 않도록 주의한다.

광배근 움직임 확인하기

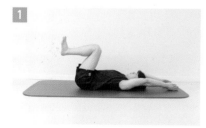

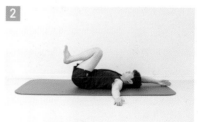

여섯째, 테이블 자세로 머리 균형을 확인한다.

두 손과 무릎을 바닥에 대고 테이블 자세를 한다. 이때 뒤통수와 어깨에 얇은 노트를 각각 두어 몸의 균형을 잡고 있는지 확인할 수 있다. 테이블 자세가 익숙해지면 무릎을 약간만 떼어 온몸의 근육이 조화롭게 움직임과 균형을 이루는지 확인한다.

테이블 자세로 머리 균형 확인하기

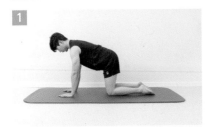
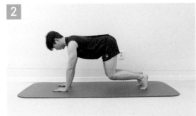

일곱째, 푸시업으로 근력과 강도를 높인다.

테이블 자세보다 강도가 높은 움직임으로 푸시업을 하는 과정에서 통증이 없다면 재활운동은 마무리한다.

벽에 대고 푸시업 하기

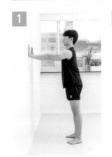
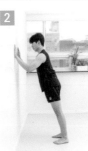
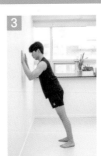
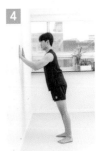

목은 인간의 목숨을 관장하는 아주 중요한 부위다. 또한, 볼링공만큼 무거운 머리를 오로지 경추로만 온전하게 받쳐주어야 한다. 여기서 말하는 목 부분 재활운동의 원리는 앞서 배운 모든 원리를 활용하고 있다. 호흡이나 손을 포함한 도구를 이용해 이완하고, 개별 근육을 깨우며, 움직이게 하고, 인접 근육과 근막, 그리고 관절이 하나로 움직이게 하고, 근력을 높이기 순이다.

목이 불편한 사람들에게 잠을 자는 심부굴근과 목의 신전근을 깨우는 것을 느끼게 하는 것은 생각만큼 쉽지 않다. 하지만 앞의 순서대로 따라 하면 어느새 불편한 목, 어깨, 등의 움직임이 되살아나고, 통증은 점차 희미해질 것이다.

그러나 이보다 더 중요한 것이 있다. 바로 통증을 다스릴 수 있다는 자신감이다. 실제 통증은 완벽하게 사라지지 않을 수 있다. 그러나 통증이 스멀스멀 밀려오려는 기운이 느껴질 때, 통증을 다스리는 운동법을 알면, 통증은 더 이상 두려운 존재가 아니다. 친구같이 평생 공존하면서 관리하면 되는 내 몸의 친구 같은 존재로 여겨질 것이다. 내 몸을 이해하고, 몸의 움직임 회복의 원리를 깨닫는 순간, 통증은 더 이상 두려움의 존재가 아니다.

어깨통증, 국민체조만으로
예방할 수 있다

밴드를 이용한
준비운동

밴드를 이용한
어깨 회전 운동

오십견은 50대 이후에 잘 걸린다고 해서 붙여진 질병의 명칭이다. 그러나 최근 현장에서 볼 때는 어깨를 불편해하는 사람들의 연령이 점차 젊어지고 있다. 전형적인 50대 오십견 사례와 20대 어깨통증이 있는 젊은이의 사례를 통해 오십견 또는 어깨통증 재활운동 방법을 알아보자.

첫 번째 사례는 전형적인 오십견 사례다. 평소 테니스, 배드민턴 등 팀플레이 운동을 즐기는 50대 중반의 여교수가 오십견으로 센터를 찾아왔다. 늘 활동적으로 생활하던 그녀는 코로나를 겪으면서 야외 운동을 할 수 없었고, 집 안에서 수업도 줌으로 하면서 체중이 갑자기 늘어났다. 그나마 걷기는 꾸준히 계속했다고 한다.

그러나 어느 한 시점에 다양한 프로젝트에 참여하면서 일이 몰렸고, 일을 마무리하고 보니 목과 어깨에 피로감이 왔다고 한다. 당시

만 해도 대수롭지 않게 생각했다. 그런데 문제는 잠을 자도, 자고 나서도 팔이 아프기 시작했고, 마침내 팔이 돌아가지 않는 사태에 이르렀다. 어깨가 불편해지자 병원에 가서 주사도 맞고, 침도 맞았다. 양한방 진료로 조금 나아지나 싶었으나 어깨의 불편함은 가시지 않았다. 병원에서는 오십견^{유착성 관절낭염}이라고 진단받았다.

두 번째 사례는 20대 중반의 악기를 다루는 여성이다. 어깨에 통증이 있는 이 여성은 오랫동안 악기를 다루어 온 탓에 오른쪽 어깨, 목, 고관절에 불편함을 느꼈다. 어깨는 굳었고, 좌우 비대칭이 심해 균형이 깨져 있었다.

어깨통증이 사라지는 재활운동

이 두 여성을 위한 운동 재활 순서는 다음과 같다.

첫째, 이완한다.

목통증과 이완의 방법은 동일하다. 손도 좋은 도구다. 폼롤러를 대기 어려운 부분이라면 손을 대고 지그시 눌러준다. 어깨에 통증이 있다면 어깨, 등은 기본으로 굳었다고 보면 된다. 등이 굳었으며, 가슴근육이 자유롭지 않다. 갈비뼈, 가슴근육, 등, 어깨 등을 폼롤러와 손으로 이완한다.

둘째, 밴드를 활용해 속근육을 깨운다.

겉근육이 굳었으면 속근육 또한 움직이지 않고 잠을 잔다. 팔은 우리 신체에서 360도로 가동 범위가 가장 넓

밴드를 이용한
팔 올리기 운동

다. 속근육을 깨어 가동 범위를 최대한 회복해야 한다. 탄성이 있는 밴드를 적당한 곳에 묶어 놓고 사방에서 당겨 앞으로 당기기, 뒤에서 당기기, 위에서 당기기, 아래에서 당기기 등 팔의 가동 범위를 회복한다.

밴드를 이용한
팔 옆으로 들기
운동

팔을 위쪽으로 당기는 것이 처음에는 힘들 수 있다. 아프지 않은 방향부터 시작하되 차츰 방향을 360도로 늘려간다. 오십견의 본질이 관절낭에 염증이 있고, 유착이 있어 해당 부위가 움직이면서 약간의 통증이 있을 수

밴드를 이용한
아픈 팔 반대편
운동

있다. 아프지 않은 방향부터 밴드 당기기를 시작해서 조금씩 가동 범위를 넓혀 나간다.

재활운동을 할 때 통증에 대해 한 가지 주의할 것이 있다. 허리통증, 목통증이 있는 사람은 재활운동을 하는 동안에 통증을 느끼는 것은 금물이다. 운동할 때는 통증이 없었는데, 이후 통증이 있다면 이것은 몸에 이로운 근육통이다. 다만 예외가 있다. 바로 오십견으로 인한 어깨통증이다. 밴드 당기기로 어깨 가동 범위를 넓히는 과정에서 어느 정도의 통증은 불가피하다. 통증을 느끼며 밴드를 당기면, 오히려 뇌는 통증에 대한 두려움을 지우고 아파도 팔을 올릴 수 있게 한다. 노파심에 조금 더 설명하면 모든 어깨통증이 이에 해당하지 않는다. 오직 오십견일 때만 가능하다.

세상에 태어난 어린아이가 처음으로 걷기를 시작할 때 엉덩방아를 수없이 찧는다. 오십견이 있는 팔이 다시 본래의 가동 범위를 찾기 위해서는 밴드를 활용해 다양한 각도에서 당기기를 반복해서 뇌

에 팔이 아프지 않고, 자유롭게 사용할 수 있다는 사실을 분명히 새기는 것이 중요하다. 움직임을 기억하지 못하는 어깨근육을 깨우기 위해 반복 훈련이 필수다. 어깨의 가동 범위 패턴을 반복하면 할수록 뇌는 팔이 자유롭게 움직이고 있다는 것을 더욱 또렷이 인지한다. 힘이 들면 조금 쉬었다가 해도 좋다.

셋째, 팔을 짚어본다.

팔의 가동 범위가 확보되었다면 벽이나 바닥을 팔로 짚어본다. 체중을 이용해 팔 주변의 근육과 관절의 움직임에 무리가 없는지 확인한다 178쪽 '벽에 대고 푸시업 하기' 사진 참조.

넷째, 수건을 잡고 360도로 당겨본다.

수건을 이용한
어깨 강화 운동

팔 짚기가 원활하면 양손으로 수건의 양쪽을 잡고 모든 방향으로 밀고 당겨본다. 360도 방향으로 움직임이 가능한지, 어깨의 가동 범위가 완전하게 회복되었는지 확인할 수 있다. 여성의 경우 원피스의 등 지퍼를 스스로 닫거나 브래지어 훅을 잠글 수 있다면 오십견은 완전하게 회복된 것이다.

오십견을 앓는 사람의 공통점은 팔을 올리지 않는다

그토록 많은 사람이 오십견으로 고통을 받고, 양한방 치료와 경락, 마사지 등 수기요법을 받지만, 효과가 신통하지 않아 고생하고 있다. 오랫동안 어깨통증을 호소하는 사람들의 재활운동을 도우면서 이들에게는 공통점이 한 가지가 있었다. 일정한 나이가 되면, 두 팔을 위로 번쩍 들어 올리는 일이 없다는 것이다. 어깨의 가동 범위가 제한된 삶을 사는 것이다. 어깨는 우리 신체에서 가동 범위가 넓다. 가동 범위를 유지하지 않으면, 가동 범위는 좁아지게 마련이다. 팔을 들어 올리지 않아 오십견이 오는 것이다.

필자가 초등학생이었을 때는 모든 학생과 교사들이 운동장에 모여 '국민체조'라는 것을 매일 했다. "국민체조 시작!" 하는 구령 소리가 아직도 귓가에 선명하다. 중국인들은 새벽에 공원에서 삼삼오오 모여 다양한 무술이나 집단체조를 즐겨 한다. 이들이 하는 무술과 동작에는 반드시 두 손을 위로 들어 올리거나, 두 손을 이용해 최대 큰 원을 그리는 동작이 있다. 이러한 동작을 매일매일 하면 어깨와 팔의 가동 범위가 줄지 않아 오십견이 찾아오지 않는다.

하루 한 번 위로 팔만 뻗어도 오십견 예방이 가능하다

시대가 바뀐 만큼 모든 국민에게 과거처럼 '국민체조'를 강요할 수는 없다. 그러나 하루에 단 한 번이라도 두 팔을 위로 최대한 뻗어 원 그리기만 해도 오십견 발병률은 현저히 줄어들 것이다. 오십견은 팔을 위로 움직이는 활동을 잃어버려 생긴 질병이다. 잘 생각하면 스스로 병을 키운 셈이다. 하루 두 번, 자기 전과 잠에서 깨어 누운 상태에서 꾸준하게 두 팔을 뻗어 원 그리기를 하면, 오십견을 예방할 수 있다.

오십견 예방을 위한 더 확실한 운동법으로는 매달리기와 거꾸로

물구나무서기가 있다. 둘은 전혀 다른 운동 같지만, 체중으로 어깨와 팔의 근육과 관절을 강화하는 점에서 공통점이 있다. 철봉 매달리기 등을 여성보다 남성이 즐기기 때문인지 오십견은 남성보다는 여성이 더 많은 편이다. 남성들은 남성미의 상징인 '떡 벌어진 어깨'를 만들기 위해 그만큼 시간과 에너지를 사용하고, 이러한 신체활동이 오십견을 예방하는 것으로 보인다. 어깨는 모든 방향으로 움직일 수 있지만, 그래서 가장 불안정한 관절이다. 간단하게 팔 운동을 시작하는 것만으로도 오십견 없는 삶을 살 수 있다.

허리통증,
고관절 깨우기가 먼저다

허리통증은 '국민통증'이라 해도 과언이 아니다. 33개의 척추 관절 중 가장 중요한 관절이 바로 요추다. 가는 허리로 몸의 상체와 하체를 유기적으로 이어주고, 하루에도 수십 번 굽혔다 피기를 반복한다. 이 과정에서 손상과 통증은 부지기수다. '허리 아프기 전에 죽느냐, 허리 아픈 후에 죽느냐'라는 우스갯소리가 있다. 허리통증은 살아 있는 동안 필연적이고 숙명적이기도 하다. 허리통증을 못 느끼고 살기는 어렵지만, 두려움을 느끼지 않을 정도로 관리할 수 있는 수준의 통증이라면 감당해볼 만하다. 허리통증에 대한 재활운동 사례 2가지를 소개하고자 한다.

첫 번째 사례는 병원에서 척추전방전위증과 협착을 진단받은 60대 후반의 여성이다. 일평생 자기 몸을 아주 잘 관리한 여성으로 꾸준히 헬스로 몸을 단련해왔다. 한창때는 개인 PT를 주 3회 받았고

데드리프트를 65kg 늘렸다. 7년 전부터 협착이 오기 시작했지만, 운동을 더 열심히 해서 통증을 관리해왔다.

그러던 중 2021년에 갑자기 오른쪽 허리가 아프고 다리가 저리며, 골반은 빠질 것 같은 통증을 느끼기 시작했다. 병원에 가서 주사 치료도 받고, 한의원에서 침도 맞아 괜찮아지기도 했다. 하지만 2022년에 왼쪽 엉덩이가 아프기 시작해서 병원에 갔더니 허리를 쭉 펴지 말라는 말과 함께 척추전방전위증과 협착이라는 진단을 받았다.

두 번째 사례는 20대 후반 대학생으로 농구와 헬스를 좋아하는 운동 마니아 청년이다. 그런데 어느 날 갑자기 머리를 살짝만 숙여도 허리가 찌릿하면서 아프고, 스쾃을 하면 허리통증을 느꼈다. 복근운동을 해도 통증을 호소하며, 즐기는 운동을 마음 놓고 하지 못해 우울해하고 있었다. 청년의 이야기를 듣다 보니 운동 전과 운동 후에 충분한 스트레칭 없이 격한 운동을 반복한 것이 원인이었다.

허리통증을 낫게 하는 재활운동

운동 재활 순서는 다음과 같다.

첫째, 심부근을 안정화한다.

허리통증을 잡기 위해서는 심부근, 즉 잠자는 코어근육을 깨우는 것이 중요하다. 코어근육이 깨어나면 겉근육을 사용하기 전에 재빨리 허리를 안정화시켜 자세를 바르게 할 뿐만 아니라, 근육의 동원 순서가 제대로 지켜져 통증을 예방하고, 바른 자세를 유지할 수 있다. 코어근육 깨우기는 앞의 Part 01에서 자세히 설명한 바 있다.

심부근

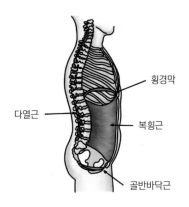

횡경막

다열근

복횡근

골반바닥근

다시 설명하면, 우선 누워서 뒤통수, 척추, 허리 꼬리뼈가 바닥에 닿게 하고, 무릎을 세워 편안한 자세를 취한다. 척추의 다열근과 골반바닥근, 횡격막과 복횡근을 이용해 마치 아코디언처럼 호흡과 복압을 이용해 늘렸다 피기를 반복해 잠자는 코어근육을 깨우는 것이다. 이때 아랫배에 힘을 주고 항문을 배꼽으로 끌어당겼다 풀어주어 골반바닥근과 복근을 깨워준다.

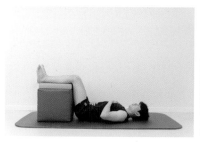

누워서 심부근
깨우는 운동

둘째, 다리를 펴서 90도로 꺾어 고관절을 깨운다.

허리통증을 멈추려면 고관절근육이 깨어나고 가동 범위를 확보해야 한다. 누운 상태에서 무릎을 펴고 다리를 90도로 만들어 발바닥에 얇은 노트를 올려둔다. 이리저리 발이 균형을 잡아가면서 발바닥을 감각을 깨우고 고관절 내 다리뼈 헤드가 안정화되도록 고관절근육을 깨운다.

고관절 깨우기

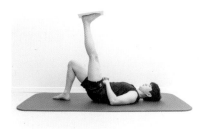

고관절
깨우는 운동

셋째, 장요근을 깨운다.

누운 자세에서 무릎관절을 폈다 접기를 반복한다. 이때 한쪽 다리를 먼저 접었다 폈다 하고 다리를 교체해 실시한다. 두 다리를 접었다 폈다 하는 것을 반복한다. 이 과정에서 장요근을 깨우고 고관절의 굴곡근도 활성화할 수 있다.

넷째, 누워서 스쾃을 한다.

허리가 아플 경우 허리를 움직여야 하는데, 아픈 상태에서는 운동할 수 없다. 허리에 통증이 가지 않으면서 하는 허리 운동이 바로 누워서 스쾃 하기다. 누운 상태에서 무릎을 접고 발바닥을 하늘을 향하게 한다. 허리 밑에 수건을 세 겹 정도 놓는다. 다리를 어깨너비 정도로 벌려 아랫배에 힘을 주며 스쾃 자세를 취한다. 이때 수건을 당기면 빠지지 않을 정도로 아랫배에 힘이 들어가야 한다. 누워서 스쾃 운동을 통해 고관절, 장요근, 심부근이 제대로 움직여지는지 확인한다.

다섯째, 엎드려 무릎을 대고 기어간다.

허리통증이 있으므로 체중이 실리는 허리 자세는 최대한 자제한 상태에서 허리 관련 근육을 강화할 필요가 있다. 엎드려서 두 손과 두 무릎으로 네발을 만들어 기기를 한다. 어깨, 고관절, 무릎, 손목 등 주요 관절이 체중을 지탱하면서 유기적인 움직임을 만들어낸다.

여섯째, 벽을 짚고 일어난다.

네발로 기기가 익숙하면 이제 벽이나 기둥을 잡고 일어서기를 해본다. 허리통증이 생기지 않도록 천천히 한다. 벽에서 손을 떼고 움직여 본다.

마지막으로, 엎드려 무릎을 뗀다.

앞의 다섯 번째 엎드려 무릎 대고 기기에서 전체의 근육, 근막, 관절이 제대로 작동하는지, 또한 근력을 강화하려면 무릎을 살짝 들어 복근을 비롯해 몸의 힘이 제대로 들어가는지 확인한다. 몸 전체 근력과 균형이 이루어졌는지 확인할 수 있다.

엎드려 무릎 떼기

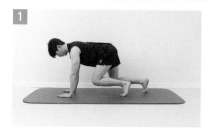 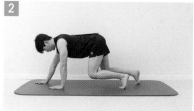

허리가 아플 때 가장 많이 신경을 써야 하는 부분은 고관절이다. 고관절은 가장 안정화된 관절이면서 엄청난 하중을 버티어내는 관절이다. 뒤로 엉덩이근육, 앞으로 장요근, 위로 척추와 아래로 허벅지근육을 유기적으로 연결한다. 고관절이 안정화되지 않고 제 가동 범위를 확보하지 못하면, 허리가 아프거나 무릎이 아프다. 바로 보상원리 때문이다.

현장에서 통증으로 고통받는 사람들을 살펴보면, 허리통증과 고관절 문제가 중복되는 경우가 많다. 고관절이 문제인데 허리통증을 느끼고, 고관절의 가동 범위가 문제인데 좌골신경통을 호소하는 예도 있다. 이처럼 허리와 관절은 밀접하게 관련이 있다.

우리는 일상생활에서 팔의 가동 범위보다 고관절의 가동 범위를 제대로 사용하지 않는 측면이 있다. 앉아서 생활하는 것이 습관이 되었기 때문이다. 고관절을 사용하는 대표적 운동이 스쾃이다. 스쾃을 할 때 앞서 Part 04에서 살펴봤듯이 엉덩이근육을 깨워 고관절에 체중이 실릴 수 있도록 하는 것이 중요하다. 허벅지근육에 힘이 과도하게 많이 들어간다면 무릎통증이 올 수 있다. 또한, 일부 예외는 있지만 통상의 스쾃은 무릎이 발보다 나가지 않는다. 허리통증 환자를 위해 193쪽 '도구를 잡거나 벽을 이용해 스쾃하기' 사진처럼 고정된 문고리 등에 끈을 매달아 스쾃을 하거나 벽을 이용해서 스쾃을 할 수도 있다. 한편 스쾃보다 고관절 가동 범위를 넓히는 게 런지다. 보통 사람들은 스쾃만으로 충분하다. 고관절 가동 범위를 넓히고 강화하고자 하는 사람들이라면 런지를 추천한다.

아이가 돌 무렵 가구를 잡고 움직이다가 드디어 두 발로 서서 직립 보행을 하는 것은 정말로 벅찬 순간이다. 이때 필요한 것이 고관절의 움직임이다. 고관절이 안정화되어 체중 전체의 힘을 받칠 때 직립 보행이 가능하다. 쪼그려 앉았다 일어나기, 그리고 스쾃은 앉았다 일어서는 원초적인 인간의 움직임이자 운동이다.

우리의 신체 어딘가가 아플 때, 아픈 부위 너머를 볼 수 있는 지혜가 필요하다. 멀리 보고 통증의 파도가 어디에서 시작되었는지를 알면, 그리고 그 통증의 실체가 무엇인지 알면, 우리는 더 이상 통증을 두려워할 이유가 없다. 조금 불편한 친구처럼 지낼 수 있다. 허리통

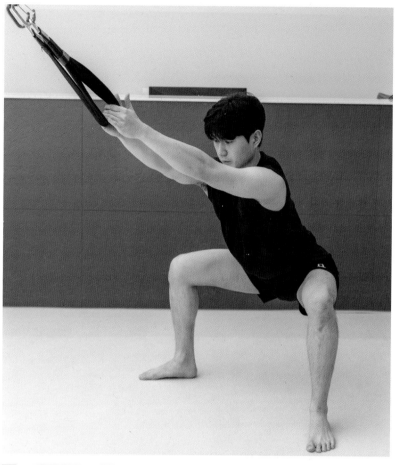

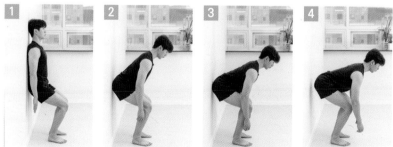

증이라는 파도는 고관절에서 시작된다. 고관절을 제대로 깨우고 약화된 주변 근육을 강화해 몸의 유기적 움직임을 확보하는 것이 최선이다.

무릎, 오다리 교정과 퇴행성 통증도 극복할 수 있다

폼롤러 이용한 무릎통증 예방 운동

    5살 유진이는 축구를 유난히 좋아한다. 축구를 하는 오빠 때문이다. 오빠의 운동 연습이 있는 날이면, 가족은 바리바리 짐을 챙겨 축구 연습장을 향한다. 축구장을 질주하는 오빠를 보며 유진이도 함께 뛴다. 세상의 바람을 가르며 달리기 시작하지만, 오래 달리지 못하고 이내 넘어진다. 그러나 씩씩한 유진이는 울지 않고, 다시 일어나 달리기 시작한다. 그러다 넘어지길 반복한다.

    처음에 유진이의 부모는 유진이가 넘어지는 것을 대수롭지 않게 생각했다. 5살 아이는 원래 뛰고 넘어지는 것이 일이라고 생각했기 때문이다. 그러나 유진이가 자꾸 넘어지자, 유진이의 발과 다리, 그리고 넘어지는 과정을 유심히 들여다보기 시작했다. 유진이는 자기 발에 다른 발이 걸려 넘어졌다.

    인근 병원에 가봤으나 의사는 아이가 잘 때 다리에 밴드를 하라고 했다. 취침 시간을 이용해 아이 다리를 밴드로 묶어 교정하겠다는 생각은 이론적으로 그럴듯하지만, 현실은 전혀 맞지 않았다. 불편해하고 답답해하며 보채는 아이에게 밤마다 밴드를 하기란 쉽지 않았다. 근육 발달이 충분하지 못한 것이 원인인데 물리적 힘에 의해 오다리를 줄이려는 것은 근본적인 해법이 되지 못했다. 다른 방법을 찾아보던 부모는 운동치료를 받아보기로 했다.

유아기에 많이 움직여야 제대로 발달한다

장난감이 많지 않고, 형제들이 많았던 시절에는 형, 누나, 언니, 오빠와 어울리는 것이 놀이였다. 근골격계 발달 관점에서 볼 때 장난감과 노는 것과 사람하고 노는 것은 큰 차이가 있다. 또래와 함께 놀면 기거나 서거나 달리는 등 움직여야 한다. 상체보다 하체를 더 많이 움직이게 된다. 이때 또래 움직임 놀이는 고관절 성장과 발달에 특히 중요하다. 어려서 많이 기지 못하면 하체 발달이 충분하지 않을 수 있다. 요즘에는 다양한 장난감과 앉아서 놀 수 있는 유아제품들이 즐비하다. 바쁜 엄마나 부모 입장에서 아이가 앉아서 놀아주면 안심도 되고 잠깐이나마 몸도 편할 수 있지만, 아이의 발달 측면에서 보면 잘못된 생각이다.

'배는 항구에 정박해 있을 때 가장 안전하다. 그러나 그것은 배의 존재 이유는 아니다'라는 유명한 말이 있다. 배뿐만 아니라 아이도 본능적으로 움직여야 한다. 손만 움직여서는 부족하다. 온몸이 움직여야 한다. 유아일 때 충분히 기는 것은 몸 전체의 균형과 발달에 필수이기 때문이다. 부모 함께 기고 걷고 뛰어놀 수 있다면, 부모의 애착 형성뿐만 아니라 신체 발달에 더없이 좋다.

한국에서 소아 오다리에 대한 부모의 걱정은 미용적 관심도 배제할 수 없다. 기능적으로 문제가 없다고 하더라도 '늘씬한 다리'를 원하지 않는 부모가 어디 있으랴. 키가 작거나 여자아이인 경우, 부모에게 오다리 문제는 더욱 심각해진다. 오다리란 쉽게 말해 서 있을 때 두 다리가 'O'자처럼 되는 것을 말한다.

전문가에 따르면 소아 아이들의 경우 오다리는 고관절의 형성과정에서 나타나는 자연스러운 발달과정의 일환이다. 따라서 오다리라고 하더라도 기능상 문제가 없다면 크게 걱정할 일은 아니다. 다만 뛰거나 걸을 때 자기 발에 걸려 넘어지는 횟수가 많거나 발에 심하게 피로감을 느끼고, 무릎이 아프다고 하는 경우, 세심하게 관찰할 필요가 있다.

퇴행성 무릎통증의 간호대 교수, 수술 날짜를 영원히 미루다

퇴행성 무릎통증으로 건널목조차도 건너기 어려워하는 50대 간호학과 교수가 센터를 찾아왔다. 다리를 보니 약간 오다리로 병원에서 이미 수술 날짜를 잡아 놓고 혹시나 수술 없이 통증을 극복할 방법이 없는지 지인을 통해 소개받아 찾아온 것이다. 무릎이 아픈데 고관절과 발목관절 운동을 해야 한다니, 다소 의아한 표정을 짓는다. 전혀 아프지 않은 곳의 움직임을 회복해야 한다고 설명했기 때문이다. 모든 통증의 재활운동이 그러하지만, 아프다고 아픈 부위를 강화하는 재활운동은 하수다. 아픈 데는 이유가 있기 때문이다. 아픈 원인이 있는 부위를 고쳐야 아픈 곳이 낫는다.

여지없이 그분의 엉덩이근육은 잠을 자고 있었다. 엉덩이근육이 잠을 자다 보니 걸음걸이는 팔자걸음_{당사자 입장에서는 V자형 걸음}이었다. 두 발이 바로 걷지를 못하고, 발이 각각 바깥쪽을 향해서 걷고 있었다. 엉덩이근육을 사용하지 못해서 고관절이 팔자걸음으로 보상하고 있었다. 엉덩이근육을 깨우면서 동시에 고관절근육을 깨우기 시작했다. 고관절근육을 깨우기 위해 고관절이 체중을 느끼는 움직임을 반복했다

무릎통증을 느끼지 않으며 발목의 유연성과 발목관절을 강화하는 움직임도 함께 이루어졌다. 발바닥 위에 무겁지 않은 공책 등을 올려놓고, 발바닥 감각을 살리면서 동시에 미세하게 까딱까딱 움직이는 것을 반복하도록 했다. 발목의 가동 범위와 유연성을 확보한 후 햄스트링을 늘려 엉덩이근육 - 고관절 - 무릎 - 관절이 부드럽게 움직여지도록 했다.

무릎이 무리가 가지 않게 누워서 브릿지 자세를 조금씩 늘려 엉덩이와 무릎 뒤 근육이 연결되어 움직이도록 했다. 집에 흔히 있는 폼롤러를 발바닥 밑에 두고, 무릎으로 굴려서 무릎이 허벅지와 종아리 근육을 통증 없이 연결되도록 했다.

무릎통증이 좋아지는 재활운동

폼롤러 이용한
무릎 이완 운동

운동 재활 순서는 다음과 같다.

첫째, 무릎 주변을 마사지한다.

통증 부위인 무릎과 주변부를 마사지해 이완시킨다.

손을 가져다 대어도 손의 온기로 이완이 될 수 있다. 무릎 주변부인

허벅지 안쪽도 마사지해준다. 손으로 마사지를 하며 지그시 눌러주

거나 따뜻한 터치로도 근육과 근막은 스스로 이완될 수 있다.

둘째, 밴드로 발 스트레칭을 한다.

스포츠 밴드나 수건을 발바닥에 걸어서 발을 늘여준다. 이때 천천

히 스트레칭해 통증이 없도록 한다. 밴드 스트레칭이 이루어지면 무

릎 주변 근육들이 긴장해 적정한 근육 길이를 확보한다. 밴드 스트

레칭은 장요근도 깨우는 효과가 있다.

밴드로 발 스트레칭하기

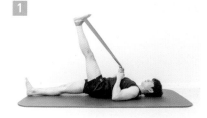
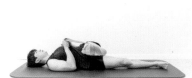

셋째, 엉덩이에 힘을 준다.

Part 04에서 잠자는 근육 깨우기에서 했던 동작을 한다. 서서 또

는 누워서 엉덩이에 힘을 주되, 항문을 배꼽까지 당긴다는 느낌으로

한다. 서거나 누워서 엉덩이 힘주기가 어느 정도 익숙해지면, 브릿지 자세를 해보고, 조금 더 근력을 강화하려면 폼롤러 위에 두 발을 놓고 브릿지를 해본다. 주의할 점은 무릎 등에 통증이 가지 않는 범위에서 운동한다 157쪽 '서서 엉덩이근육 깨우기 1, 2' 사진 참조.

넷째, 스쾃을 한다.

서서 체중을 실어 스쾃을 해본다. 완벽한 스쾃을 바로 하기보다는 몸을 낮추는 수준에서 스쾃을 해본다. 엉덩이근육과 장요근의 움직임으로 고관절에 체중이 실리는 느낌을 받는지 확인하는 것이 필요하다.

무릎을 수술한 환자라도 이 운동은 동일한 효과를 가져온다. 무릎이 아픈 이유는 고관절이 제대로 역할을 못 해서다. 고관절이 움직이지 못한 이유는 엉덩이근육이 잠을 자고, 고관절이 힘을 쓰지 못하기 때문이다. 따라서 엉덩이근육과 고관절근육을 깨워 기어가 맞물려서 힘을 발휘하도록 하는 것이 중요하다. 간호대 교수는 수술 날짜를 미루고 운동에 집중해 수술하지 않고도 다시 강의에 복귀했다.

고령화가 심각해지면서 퇴행성 무릎통증을 호소하는 분들이 늘어나고 있다. 무릎이 아프면, 걷고 계단을 오르며 한 발 한 발을 디디는 것 자체가 통증의 바다에 첨벙첨벙 빠지는 느낌이다. 통증으로 어찌할 바를 몰라 하는 모습은 보는 사람마저도 통증이 고스란히 느껴질 정도다. 이러한 무릎통증도 엉덩이근육을 깨우고, 고관절에 체중을 싣게 해 움직임을 교정하면, 어느 정도 참을 수 있는 통증으로 살아

갈 수 있다.

　노화와 함께 오는 퇴행을 막을 순 없다. 그러나 잘못된 관절 가동 범위를 조정하고, 주변 근육을 강화해 참을 수 있을 정도의 통증으로 나아질 순 있다. 매일매일 몸의 감사함과 수고함을 일깨우는 징표로, 또 감사한 마음으로 올곧이 받아들일 수 있을 것이다.

골프 엘보,
팔만 봐서는 안 된다

골프 엘보
준비 운동

2021년 기준 우리나라의 골프 인구는 560여만 명으로, 2019년에 비해 무려 100여만 명이나 증가했다. 2020년부터 코로나로 인해 실외 활동 스포츠로 골프가 대세 운동으로 전환했다. 한 조사에 따르면 20살 이상 성인 10명 중 3명 이상이 골프를 즐긴다고 한다. 골프가 국민 스포츠가 되는 날도 머지않아 보인다.

필자는 오래전부터 골프 선수들이 다치지 않고, 몸의 균형을 유지해 최적의 기량을 낼 수 있도록 도움을 주어왔다. 골프는 한쪽으로 반복되는 스윙 연습으로 인해 골프 엘보를 비롯해 허리, 무릎, 손목 등 부상이 잦은 운동이기 때문이다.

테니스 엘보와 골프 엘보는 사촌이라고 할 수 있다. 스포츠 이름을 따온 만큼 해당 스포츠와 밀접한 관련이 있다. 두 엘보 모두 특정 조직과 근육의 과다 사용이 문제다. 다만, 과다 사용해서 통증이 생기는 위치가 다를 뿐이다. 골프 엘보는 손목관절 굴곡근에 문제가 생겨 통증을 느끼는 것이고, 테니스 엘보는 손목관절 신전근이 아픈 것이다.

노화를 무시한 비거리 집착, 골프 엘보를 만든다

50대 중년 남성이 골프 엘보로 센터를 방문했다. 오랫동안 규모 있는 식당을 운영한 분으로 평소 서비스, 요리 등 손을 많이 쓰는 직업을 가지고 있었다. 젊은 나이에 골프를 시작했는데, 나이가 들면서 골프 비거리가 차츰 줄어 아쉬워하던 차에 엘보가 오게 된 것이다. 골프는 클럽과 손의 연결이 유기적으로 잘 이루어져야 엘보로 고생하지 않는다. 마음은 젊었다고 생각하지만, 어깨, 팔, 손목 등은 예전 같지 않다. 몸의 움직임과 회전이 매끄럽지 않아서 팔에 무리가 간 것이다. 특히 손목을 과도하게 쓴 것이 탈이 났다.

중년 남성에게 우선 노화의 과정이고, 비거리가 짧아지는 것은 자연스러운 상황임을 인지시켰다. 비거리가 짧아지는 것이 문제가 아니라, 비거리를 인정하지 않고 욕심을 내서 손목을 과도하게 움직여 팔에 무리 가게 된 것이라고 설명했다.

저질 체력, 골프 엘보를 일으킨다

30대 식상인 남성이 골프 엘보로 센터를 방문했다. 상품 디자인을 하는 이 남성은 고등학교 때부터 미대 입시를 준비하는 과정에서 자세에 문제가 있었다. 그림을 그리는 동안 몸은 불편한 자세를 장시간 유지해야 한다. 입시 미술을 하는 사람들은 대체로 어깨가 굳었고 약한 편이다. 대학을 졸업하고 취직해 상품 디자인을 담당했지만, 붓에서 마우스로 도구가 바뀌었을 뿐 손목과 팔꿈치 과사용은 필연적이었다.

약한 어깨를 보상하는 것이 바로 팔꿈치와 손목이다. 이 와중에 골프를 연습하는 과정에서 찌릿 하며 통증이 팔 전체를 타고 올라왔다. 이때부터 골프 엘보가 찾아왔다. 언제나 그렇듯이 골프 엘보라고 해서 팔만 봐서는 재활이 제대로 될 수 없다. 디자이너의 직업 특성을 고려해 약해진 어깨의 감각을 깨우고 근력을 강화했다.

전반적으로 체력이 약한 만큼 심부근을 강화하는 호흡법과 엉덩이근육 깨우기도 병행했다. 몸에 근력이 붙고, 어깨근육도 회복될 즈음 어깨 - 팔꿈치 - 손목을 연결하는 전체적인 움직임도 같이 이루어졌다.

골프 엘보를 치료하는 재활운동

골프 엘보의 일반적인 재활운동 순서는 다음과 같다.

첫째, 어깨, 팔꿈치, 손목으로 이어지는 뼈와 관절의 정렬을 살핀다.

골프 엘보 강화
운동

이때 어깨의 힘을 쓸 수 있는지, 또한 힘을 빼고 손을 아래로 내려놓았을 때 팔꿈치가 구부러져 펴지지 않는지 살핀다. 팔이 펴지지 않는다면, 팔 주변의 근육을 균형 있게 사용하지 못했기 때문이다.

둘째, 특정 근육이 뭉쳐 긴장하고 있지 않은지 확인한다.

근육이 뭉쳤다면 마사지를 통해 뭉친 근육을 풀어낸다. 힘을 세게 하는 마사지보다는 팔꿈치 주변 근육을 어루만지듯이 마사지한다.

셋째, 관절의 가동 범위를 확인한다.

양손을 마주 보고 합장하듯 해서 팔꿈치까지 닿게 해 뒤로 젖혀보고, 반대로 두 손의 등을 서로 마주 닿게 해 꺾어 가동 범위에 제한이 있는지 확인한다. 뭉친 근육을 풀로 가동 범위를 넓히는 과정에서 통증이 있지 않도록 유의한다.

넷째, 벽에 손을 대고 체중을 밀어본다. 벽에 체중 신기가 익숙해지면 푸시업 자세와 같이 바닥에 손을 대고 있다가 일어나본다. 몸의 체중을 실어 손목, 팔꿈치, 어깨의 움직임과 가동 범위를 확보하고, 근육 간의 균형을 잡기 위한 것이다.

이 4가지 단계를 하는 과정에서 통증을 느끼지 않는다면, 골프 엘보는 나은 것이다.

골프 엘보 통증을 호소하는 사람들은 골프를 그만두라고 할까 봐 두려움을 갖는다. 물론 골프를 안 하면 엘보는 완화될 수 있다. 그러나 엘보가 온 원인은 일상생활의 습관에 있고, 일생의 몸 히스토리에 있다는 점을 잊어서는 안 된다. 골프를 안 하는 게 아니라, 엘보가 오지 않는 몸을 만드는 것이 근본적인 해법이다.

또 다른 분은 스윙을 바꾸거나 골프채를 바꾸면 되냐고 질문한다.

반복적 스윙이 문제가 된다면 골프 전문가와 상의해 스윙 방법을 교정해보는 것도 좋다. 골프채 교체는 고민이 필요하다. 골프채를 풀세트로 장만하는 것이 한두 푼 하는 것도 아니거니와 장비를 바꾸기보다는 그립 변경 등 장비 조정을 통해서도 효과를 볼 수 있기 때문이다. 이 또한 골프 전문가와 상의하는 것이 좋다.

골프 필드나 심지어 사무실에서 골프 팔꿈치 보호대를 한쪽에 끼고 있는 남성들을 심심치 않게 본다. 골프를 하는 사람의 눈에는 익숙하지만, 골프를 안 해본 사람들은 왜 보호대를 차는지 의아해할 것이다. 골프 엘보는 지속적이고, 반복적인 움직임으로 인한 특정 부위의 과사용이 원인이다. 골프를 치지 않으면 좀 낫나 싶지만, 골프를 하면 다시 재발한다. 골프 엘보라는 통증의 고리를 끊으려면 어깨, 팔꿈치, 손이 연결되는 동작이 충분히 회복되어야 한다. 여기서 한 발 더 나아가 골반 회전을 포함한 몸의 회전력이 동반되어야 하는 만큼, 팔 자체가 아닌 몸 전체의 움직임 속에서 골프 엘보 문제를 해결하려는 자세가 필요하다.

이 책을 쓰면서
도움 받은 도서 목록

- 김승현 지음, 《하루 10분 통증이 사라지는 모스틱 자세 운동》, 이너북Life, 2022
- 마츠모토 도모히로 지음, 배영진 옮김, 《5목을 풀어주면 기분 나쁜 통증이 사라진다》, 전나무숲, 2018
- 몬티 라이언 지음, 박선영 옮김, 《고통의 비밀》, 상상스퀘어, 2022
- 문교훈 지음, 《8초 만에 통증 리셋》, 다산라이프, 2022
- 사코다 가즈야 지음, 최말숙 옮김, 《통증 안녕! 30초 스트레칭》, 시공사, 2021
- 안강 지음, 《통증박사 안강입니다》, 김영사, 2016
- 안강 지음, 《통증박사 안강입니다 2》, GL Communication, 2018
- 안강 지음, 《통증박사 안강입니다 3》, GL Communication, 2021
- 엘렌 랭어 지음, 변용란 옮김, 《늙는다는 착각》, 유노북스, 2022
- 우에노 지즈코 지음, 이주희 옮김, 《집에서 혼자 죽기를 권하다》, 동양북스, 2021
- 우지인·김성민 지음, 《100세까지 통증 없이 살려면 속근육을 풀어라》, 로그인, 2016
- 이승헌 지음, 《기적의 뇌건강 운동법》, 비타북스, 2014
- 이시하라 유미 지음, 윤혜림 옮김, 《노화는 세포건조가 원인이다》, 전나무숲, 2017

- 이케타니 도시로 지음, 오시연 옮김, 《아프다면 만성염증 때문입니다》, 보누스, 2017
- 임유신 지음, 《아펠운동법》, 다세움, 2017
- 정선근 지음, 《백년허리 1, 2》, 언탱글링, 2021
- 정용인 지음, 《안아파연구소의 통증제로, 신경스트레칭》, 싸이프레스, 2017
- 제시카 매튜스 지음, 박서령 옮김, 《죽기 전까지 병원 갈 일 없는 스트레칭》, 동양북스, 2022
- 조한경 지음, 《환자혁명》, 에디터, 2018
- 존 사노 지음, 이재석 옮김, 《통증혁명》, 국일미디어, 2017
- 최영원 지음, 《안녕, 통증》, 아침사과, 2022
- 최재석 지음, 《통증 때려잡는 스트레칭》, 센시오, 2022
- 토드 하그로브 지음, 이문규·조현정·최호석 옮김, 《복잡계 관점으로 이해하는 움직임과 통증》, 학지사메디컬, 2021
- 홍정기 지음, 《통증 없이 백세까지 살고 싶다면 운동 말고 움직임 리셋》, EBS BOOKS, 2022

100세까지 통증 없이 사는 비밀

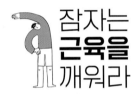

잠자는
근육을
깨워라

제1판 1쇄 2023년 5월 30일

지은이 임유신, 유경선
펴낸이 최경선 　　　　**펴낸곳** 매경출판㈜
기획제작 ㈜두드림미디어
책임편집 배성분 　　　　**디자인** 김진나(nah1052@naver.com)
마케팅 김성현, 한동우, 구민지

매경출판㈜
등록 2003년 4월 24일(No. 2-3759)
주소 (04557) 서울시 중구 충무로 2(필동 1가) 매일경제 별관 2층 매경출판㈜
홈페이지 www.mkbook.co.kr
전화 02)333-3577
이메일 dodreamedia@naver.com(원고 투고 및 출판 관련 문의)
인쇄·제본 ㈜M-print 031)8071-0961

ISBN 979-11-6484-560-6 (13510)